YOUNG**GO.**

Wissenschaftlich erforscht:
Der Yo-You-Effekt
Intelligent abnehmen

Dipl.-Ernährungswissenschaftler Marco Spielau
Dr. troph. Stefanie Geißler
Dr. rer. biol. hum. Simon Freiherr von Stengel
Dr. med. Peter Marcinowski
Prof. Dr. phil. habil. Kuno Hottenrott

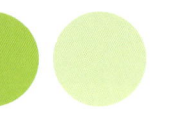

Liebe Leserinnen, liebe Leser,

wie der Buchtitel schon verrät, sind wir auf den sogenannten „Yo-You-Effekt" gestoßen. Doch was ist das für ein neuer Yo-You-Effekt? Bevor wir dieses Geheimnis lüften, möchten wir Ihnen in den nächsten Zeilen erklären, wie es überhaupt dazu gekommen ist.

Durch einen wunderbaren Zufall haben es sich unterschiedliche Wissenschaftler zur gemeinsamen Aufgabe gemacht, das Thema Abnehmen unter verschiedenen Gesichtspunkten zu untersuchen. Ziel war es, Ihnen, liebe Leserinnen und liebe Leser, mehr Lebensqualität zu bieten. In dieser einmaligen Zusammenarbeit kam heraus, dass der Haupteffekt Abnehmen auf einmal zu einem wunderbaren Nebeneffekt wurde. Wir konnten in unseren Tests nämlich

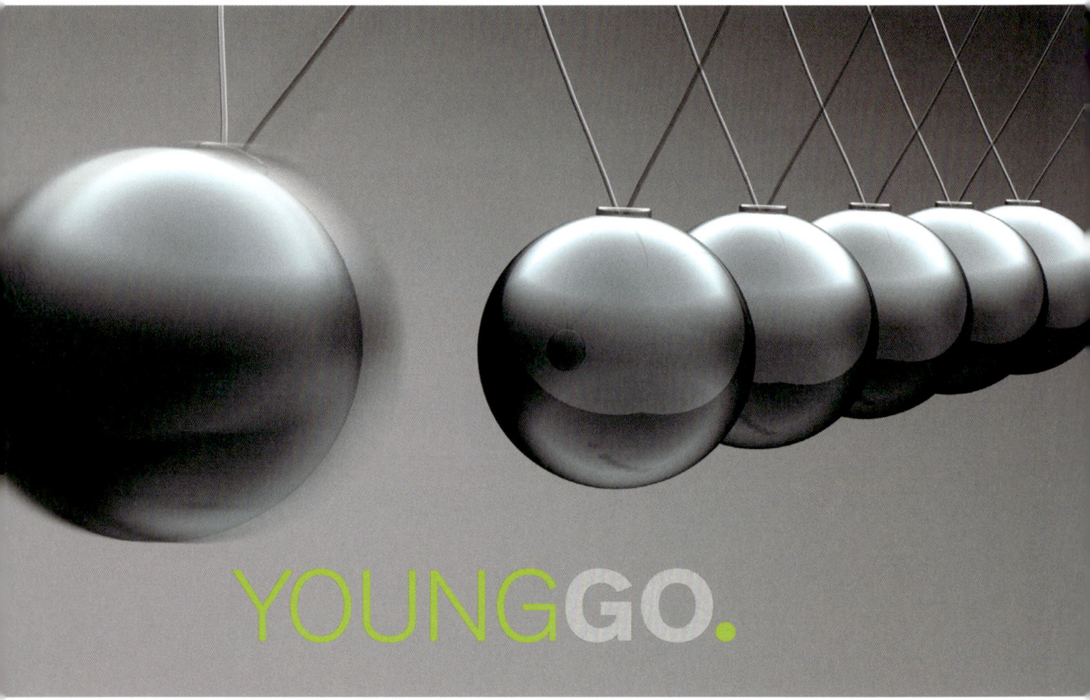

YOUNG**GO.**

feststellen, dass bei allen Teilnehmern die biologische Uhr innerhalb von zwölf Wochen für fünf bis zehn Jahre zurückgedreht werden konnte. Mehr dazu finden Sie in den inhaltlichen Seiten. Seien Sie jetzt schon sehr gespannt!

Um das zu erreichen, arbeitete das interdisziplinäre Team aus Doktoren der Medizin, Ernährungswissenschaft, Sportwissenschaft und sogar ein Professor monatelang sehr intensiv über aktuellen Studien und Erkenntnissen. Das Ergebnis halten Sie jetzt exklusiv in den Händen – der Yo-You-Effekt wurde entdeckt.

Wir möchten hier schon darauf hinweisen, dass es sich bei dem Yo-You-Effekt weder um eine Diät noch um Punktezählen oder gar drastisches Kalorienreduzieren handelt. Verzicht auf Nahrung ist in der Regel der Grund, warum viele Abnehmprogramme oder Diäten abgebrochen werden. Dies wird Ihnen mit Yo-You nicht passieren.

Eine maßgebliche Wirkung, die Ihr Leben nachhaltig verändern wird, ist die Erhöhung Ihres Grundumsatzes – die Energie, die Ihr Körper täglich in Ruhe verbraucht. Je höher dieser Umsatz ist, desto schneller nehmen Sie ab und bleiben vor allen Dingen schlank und gesund. Deshalb gibt es mit Yo-You keinen Jojo-Effekt!

Wir bedanken uns herzlich bei dem Team, das sich in monatelanger Arbeit mit diesem Thema intensiv beschäftigt hat, den Mut hatte neue Wege zu gehen und andere wissenschaftliche Ansätze und Erkenntnisse zu integrieren.

Herzlichen Dank an,

Dipl.-Ernährungswissenschaftler Marco Spielau
Dr. troph. Stefanie Geißler
Dr. rer. biol. hum. Simon Freiherr von Stengel
Dr. med. Peter Marcinowski
Prof. Dr. phil. habil. Kuno Hottenrott

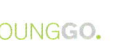

In Deutschland gelten derzeit 67 % der Männer und 53 % der Frauen als übergewichtig. Ein hohes Maß an Körperfett wird mit einer geringeren Lebenserwartung und einem erhöhten Krankheitsrisiko wie Bluthochdruck, Diabetes und Fettstoffwechselstörungen assoziiert. Hohes Körpergewicht hat aber auch Auswirkungen auf die Lebensqualität und das Wohlbefinden. Zur Reduktion von Körpergewicht werden häufig Radikaldiäten von kommerziellen Anbietern vorgeschlagen. Fakt ist, dass diese Konzepte mit fragwürdigen Inhalten und Empfehlungen in der Regel nicht zu einer langfristigen Gewichtsreduktion verhelfen, sondern im Gegenteil, einen Jojo-Effekt auslösen mit der Folge einer weiteren Gewichtszunahme sowie Unwohlsein und gesundheitliche Risiken mit sich bringen. Aus wissenschaftlicher Sicht und aus eigener Erfahrung kann ein optimales Körpergewicht mit Wohlfühlfaktor nur durch regelmäßige körperliche Aktivität in Verbindung mit einer gesunden ausgewogenen Ernährung erreicht werden. Und genau auf dieser Grundlage setzt das vorliegende Buch an. Mit mehreren, in sich verzahnten YoungGo Bausteinen wird ein sogenannter Yo-You-Effekt erzielt, der sich nicht allein auf der Waage zeigt, sondern ein neues Lebensgefühl mit viel Lebensenergie und Frische mit sich bringt. Das Buch liefert dazu nicht nur viele praktische Tipps für das erfolgreiche Abnehmen, sondern stellt ganz konkrete mehrwöchige Programme vor. Dabei setzen die Autoren auf die Wirkung eines eigens entwickelten probiotischen Joghurts in Kombination mit einem YoungGo Reaktivkrafttraining. Unsere Studien mit diesem Trainingsgerät zeigten hohe Effekte auf Muskulatur und Sauerstoffaufnahme. Mehr Muskulatur bedeutet zugleich einen höheren Grundumsatz und durch eine gute Darmflora können hochwertige Nährstoffe, Vitamine und Mineralien besser resorbiert werden. Regelmäßiges Einnehmen von Probiotika stärkt das Immunsystem und mindert das Infektrisiko. Alle diese Faktoren tragen zu einer gesunden Lebensweise bei, was Hauptanliegen des vorliegenden Buches ist. Ich wünsche mir, dass viele Menschen dieses interessante und innovative Buch nicht nur lesen, sondern die Maßnahmen auch aktiv umsetzen, um so in den Genuss des Yo-You-Effekts zu kommen.

Univ.-Prof. Dr. phil. habil. Kuno Hottenrott

Das vorliegende Buch möchte dazu beitragen, Ihr Leben noch angenehmer zu gestalten und Ihnen neueste Informationen aus der aktiven Vorsorgemedizin in kompakter Form näherzubringen.

Bei jeder Aussage haben wir auf Aktualität und neueste Studienlage großen Wert gelegt und werden auch weiterhin bemüht sein, hier für Sie immer auf dem neuesten Stand zu sein.

Alle Aussagen wurden von den Autoren und der Fachredaktion sorgfältig recherchiert und mehrfach mit der aktuellen Studienlage abgeglichen.

Wir garantieren, dass alle in diesem Buch enthaltenden Anleitungen und Übungen in der Praxis erprobt sind und in dieser Form auch von uns weiter angewandt werden.

Alle Autoren verfügen über eine langjährige Berufserfahrung und sind ausgewiesene und zertifizierte Experten in ihrem jeweiligen Fachgebiet.

Erwähnt sei auch, dass die in diesem Buch empfohlenen Therapieschritte und -empfehlungen für jeweils gesunde Menschen gelten. Bei Vorliegen von Krankheiten bzw. bekannten Stoffwechselstörungen sollten Sie Ihren Arzt entsprechend informieren.

Wir bedanken uns für Ihr Vertrauen und wünschen Ihnen viel Spaß beim Lesen.

Ihr Dr. med. Peter Marcinowski

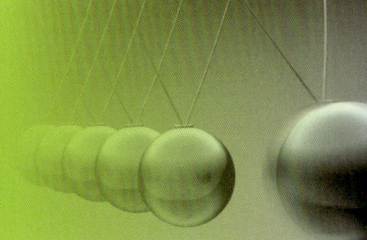

Die Autoren werden auch regelmäßig auf unserer Internetseite www.younggo.info/yoyou zum Buch weitere Informationen, Hintergründe und praktische Hinweise für Ihr persönliches Wohlbefinden veröffentlichen.

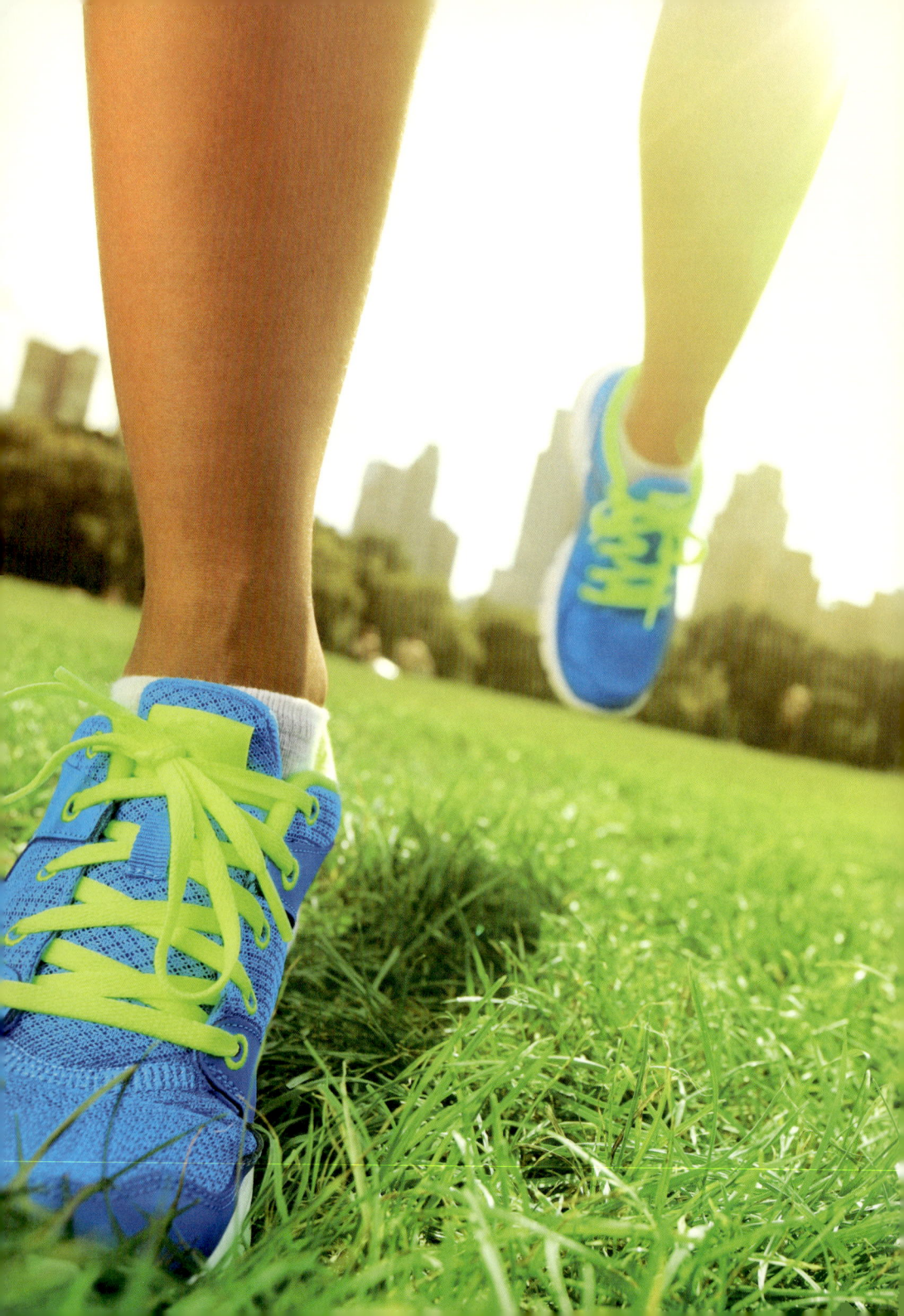

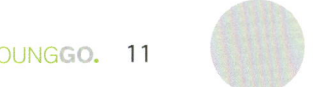

INHALT.

INHALT.

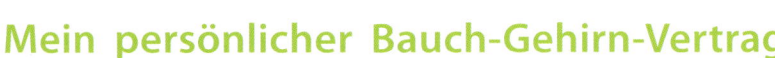

Mein persönlicher Bauch-Gehirn-Vertrag

Als Erstes: Herzlichen Glückwunsch zu Ihrer Entscheidung!
Mit dem Aufschlagen dieses Buches haben Sie die Entscheidung getroffen in ein neues und „leichteres" Leben zu starten. Nein mehr noch – Sie möchten Ihre biologische Uhr bremsen, umdrehen und mit Freude in ein schlankes Leben starten! Eben ganz einfach schlank schlemmen!

Aber: Hören Sie auf Ihren Bauch!
Sie kennen das doch sicher – es gibt immer den Kampf Bauch–Gehirn! Und immer ist das erste Bauchgefühl das Richtige. Natürlich sagt unser Gehirn „Klar – 10 kg schaffe ich doch locker!" Aber hören Sie genau hin! Was sagt Ihr Bauch dazu? Womit fühlen Sie sich wohl? Und genau hier setzen Sie ein Kreuz! Jetzt! Sofort! Denn dieses Ziel werden Sie ganz sicher erreichen. Es ist ja mit Ihrem Bauch abgesprochen! Und um den geht es ja hier irgendwie.

Hiermit schließe ich mit mir und meinem inneren Schweinehund den persönlichen Vertrag in den nächsten 12 Wochen ......kg abzunehmen! Nichts wird mich von diesem Ziel abbringen und ich freue mich auf das neue Lebensgefühl! Natürlich habe ich das auch mit meinem Bauch abgesprochen und er ist der gleichen Meinung! Wir schaffen das also sicher! Gemeinsam sind wir stark! Um das ganz zielgenau zu erreichen, werde ich von heute an mit Spaß und Motivation das Yo-You-Erfolgsprogramm durchführen!

....
Datum und Unterschrift

Doch halt! Eine wichtige Frage müssen wir Ihnen noch stellen, damit Sie es einfacher mit unserem Buch haben.

Welcher Typ sind Sie?
Starten Sie zum Beispiel mit neuen elektronischen Geräten ins Blaue hinein, ohne die Bedienungsanleitung zu studieren, nach dem Motto „Ich weiß, wie das geht!"? Es ist ja schließlich nicht das erste Gerät, was Sie besitzen. Dann gehören Sie wohl zu dem ungeduldigen Typ Mensch und möchten auch beim

Abnehmen direkt durchstarten. Dennoch können wir Sie nicht ganz ohne Wissen auf die Reise schicken. Basiswissen muss sein! Nur ein wenig! Starten Sie mit uns auf Seite 16. Hier geht es mit der Kurzfassung los – nur das Wichtigste, um in das Yo-You-Erfolgsprogramm eintauchen zu können. Den Rest können Sie gerne später lesen! **ODER** Sind Sie eher der „Ich-lese-vorher-die-Bedienungsanleitung"-Typ, wollen alles wissen, handeln überlegt, wollen die nackten Fakten lesen, bevor Sie irgendetwas anpacken? Dann starten Sie zu Ihrem Abnehmerfolg in diesem Buch auf Seite 21.

Aber Vorsicht!
Egal was Sie bisher von Diäten gehört oder welche Erfahrungen Sie gesammelt haben: Ab heute wird alles anders! Zum ersten Mal dürfen Sie essen zum Abnehmen, werden dabei sogar richtig gute Laune entwickeln und wenn Sie sich an dieses Buch halten, auch sicher Ihre Ziele erreichen!

Abnehmen kann so leicht und unbeschwert sein – starten Sie jetzt mit unserem Yo-You-Erfolgsprogramm!

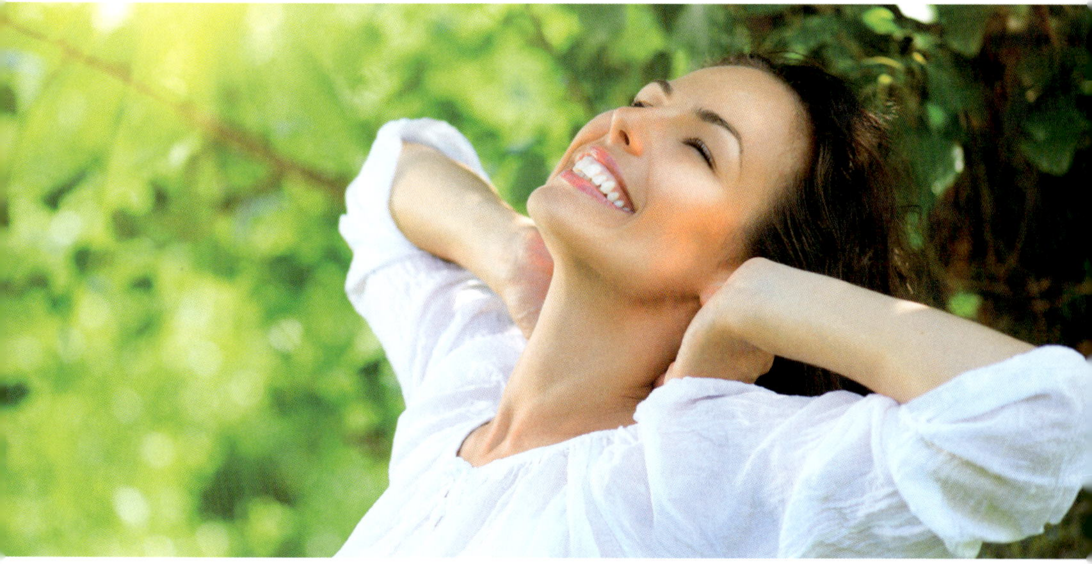

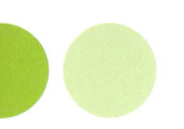

Schnellstart für Ungeduldige – der Yo-You-Effekt

Hand hoch! Wer hat nicht schon mit dem Jojo-Effekt gekämpft? Das liegt daran, dass es uns der Körper übel nimmt, wenn wir ihn nicht regelmäßig mit Energie versorgen, sprich eine falsche Diät halten. Er spart sich direkt bei der nächsten fetten Mahlzeit Reserven an, um für die nächste Hungerperiode gewappnet zu sein. Nicht mit uns. **WIR essen zum Abnehmen.** Das funktioniert nicht? Wir sagen doch und zeigen es Ihnen im Schnelldurchlauf! Ohne Vorgeplänkel, denn woher das Übergewicht kommt, wissen Sie sicher selber schon.

Unser Darm lebt

Das müssen Sie sich mal vorstellen. In unserem Darm leben ungefähr zehn Mal mehr Bakterien als unser Körper Zellen hat! Diese Milchsäurebakterien, unsere Darmflora, müssen sorgfältig gepflegt werden. Aber hier können und müssen wir angreifen. Denn gerade unsere Darmflora scheint mit Übergewicht zusammenzuhängen. Ja, bestimmte Milchsäurebakterien im Darm scheinen uns dick zu machen und andere schlank. Das ist unsere Chance! Denn wir können die Zusammensetzung unserer Darmflora schon durch unsere Ernährung(sweise) beeinflussen. Einerseitz können wir die Milchsäurebakterien mit anständiger Nahrung, den sogenannten Präbiotika, versorgen. Andererseits können wir unsere Darmflora von außen mit den richtigen Milchsäurebakterien (Probiotika) umwandeln.

Der Yo-You-Erfolgsfaktor

Japanische Wissenschaftler haben in einer klinischen Studie nachgewiesen, dass das Essen eines speziellen probiotischen Lactobacillus erfolgreich zum Schmelzen des Bauchfettes führte und das OHNE zusätzliche körperliche Bewegung oder einer Diät. Klingt doch ganz einfach: Sie essen zum Abnehmen. Der Yo-You-Erfolgsfaktor kann Ihnen genau diesen Lactobacillus bieten und ist DER Unterstützer im Darm für Ihren Erfolg! Also ran an den probiotischen Joghurt!

Satt und glücklich durch Eiweiß

Durch unsere komplexe Appetitregulation ist unser Körper vor großen Gewichtsschwankungen geschützt. Eigentlich! Denn nicht nur die Energiemenge des Essens, sondern auch einzelne Nährstoffe entscheiden, ob wir satt sind. Eiweiß (Protein) hat, auf die Kalorienzahl gesehen, den größten sättigenden Effekt im Vergleich zu Kohlenhydraten oder Fetten. Wir haben weniger Hunger! Zudem liefert Eiweiß auch die Vorstufen für Serotonin und Dopamin, unsere Glückshormone im Gehirn.

Nutzen Sie ab heute Eiweiß als Sattmacher, am besten rein und natürlich, ohne Panade oder als Wurst geformt! Das reinste Eiweiß, das es gibt – die pure Natur als leckerer Drink direkt aus dem Glas! Zu jeder Mahlzeit und vor allem abends!

Trick 17 – Bakterien und Eiweiß!?

Jawohl, Bakterien (die Richtigen!) und Eiweiß (Reineiweiß), das ist der Trick, dem wir noch einen Turbo verpassen können. SPORT! Unsere Muskeln werden schon ordentlich durch eiweißreiche Ernährung mit Nährstoffen versorgt. Durch die zusätzliche sportliche Betätigung werden unsere Muskeln aufgebaut und gestrafft. Da Muskeln schon in Ruhe mehr Energie verbrauchen, steigt auch unser Grundumsatz. Wir verbrauchen mehr Energie, in jeder Minute! Egal ob wir schlafen, arbeiten oder nur fernsehen.

An dieser Stelle sollten Sie schon mal vom YoungGo Bewegungsverstärker gehört haben. Mit diesem einzigartigen Sportgerät, dem kleinsten Fitnessstudio der Welt, können Sie parallel Muskeln aufbauen und Ihre Ausdauer trainieren!

Schnelle und langsame Kohlenhydrate

Unter den Kohlenhydraten tummeln sich die schnellen und die langsamen. Die schnellen Kohlenhydrate gelangen, wie es der Name schon verrät, schnell in unsere Blutbahn. Die Folge ist ein schneller Blutzucker- und Insulinanstieg. So schnell wie der Anstieg ist, so schnell sind alle Nährstoffe wieder aus unserem Blut. Der nächste Hunger ist vorprogrammiert.

Die langsamen Kohlenhydrate hingegen benötigen ihre Zeit, um verdaut und in die Blutbahn aufgenommen zu werden. Die Insulinreaktion ist deutlich langsamer, wir bleiben länger satt. Diese Kohlenhydrate liefern zugleich Ballaststoffe (Präbiotika), die wiederum gut für unsere Darmflora sind!

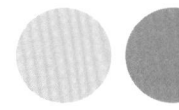

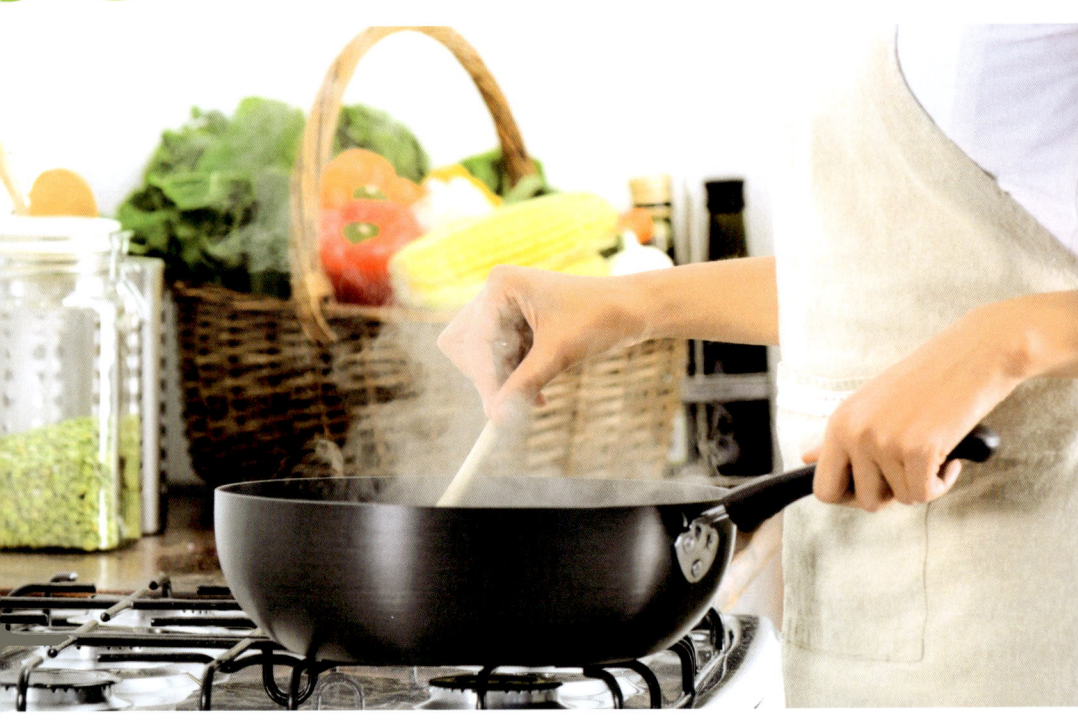

Drei Mahlzeiten am Tag = flacher Blutzuckerspiegel!

Warum nun so viel Eiweiß und keine schnellen Kohlenhydrate? Ganz einfach: Unser Blutzucker steigt dadurch kaum an und unser Körper produziert weniger Insulin. Und das ist der Schlüssel zum Erfolg! Zuviel Insulin blockiert die Fettzellen. Solange Sie einen erhöhten Insulinspiegel im Blut haben, sind Ihre Fettzellen bildlich gesprochen wie verkorkt! Sie können kein Fett abbauen und die Diät bringt nichts. Um den Insulinspiegel flach zu halten, müssen wir also eiweißreich und – ganz wichtig – höchstens drei Mahlzeiten am Tag essen, ohne Snacks und Zwischenmahlzeiten. Geben Sie den Fettzellen keine Chance!

Noch ein Trick

Enzyme sind unsere Helfer zum Fettabbau. Diese arbeiten am besten, wenn wir wenige Säuren im Blut haben. Das bedeutet, wenn wir unseren Säure-Basen-Haushalt ausgleichen, arbeitet unsere Fettverbrennung auf Hochtouren! Es geht den Fettzellen nun richtig an den Kragen! Dazu sollten wir basisch essen: reichlich Gemüse und Salat, dazu viel, am besten mineralstoffreiches, Wasser oder basische Mineraliengetränke trinken.

Jetzt kennen Sie die wichtigsten Geheimnisse im Schnelldurchlauf! Wenn Sie doch neugierig auf mehr Wissen und Hintergründe geworden sind, dann lesen Sie doch einfach auf Seite 21 weiter und natürlich immer auf unserer Internetseite unter: www.younggo.info/yoyou. Ansonsten soll es jetzt zu unserem gemeinsamen Erfolg losgehen! Starten wir zum Abnehmen mit Spaß und guter Laune! Beantworten Sie uns nur noch diese kleine Frage und setzen Sie ein Häkchen, dass es alle sehen können!

Wie viel möchten Sie in den nächsten 12 Wochen abnehmen?

- ☐ Sie wollen 2–4 kg verlieren?
  Ihr neues Lebensgefühl beginnt direkt ab Seite 76.
- ☐ Sie wollen 4–8 kg verlieren?
  Dann starten Sie doch direkt ab Seite 79.
- ☐ Sie haben noch größere Ziele und wollen mehr als 8 kg abnehmen?
  Dann beginnt Ihr neues Leben auf Seite 82.

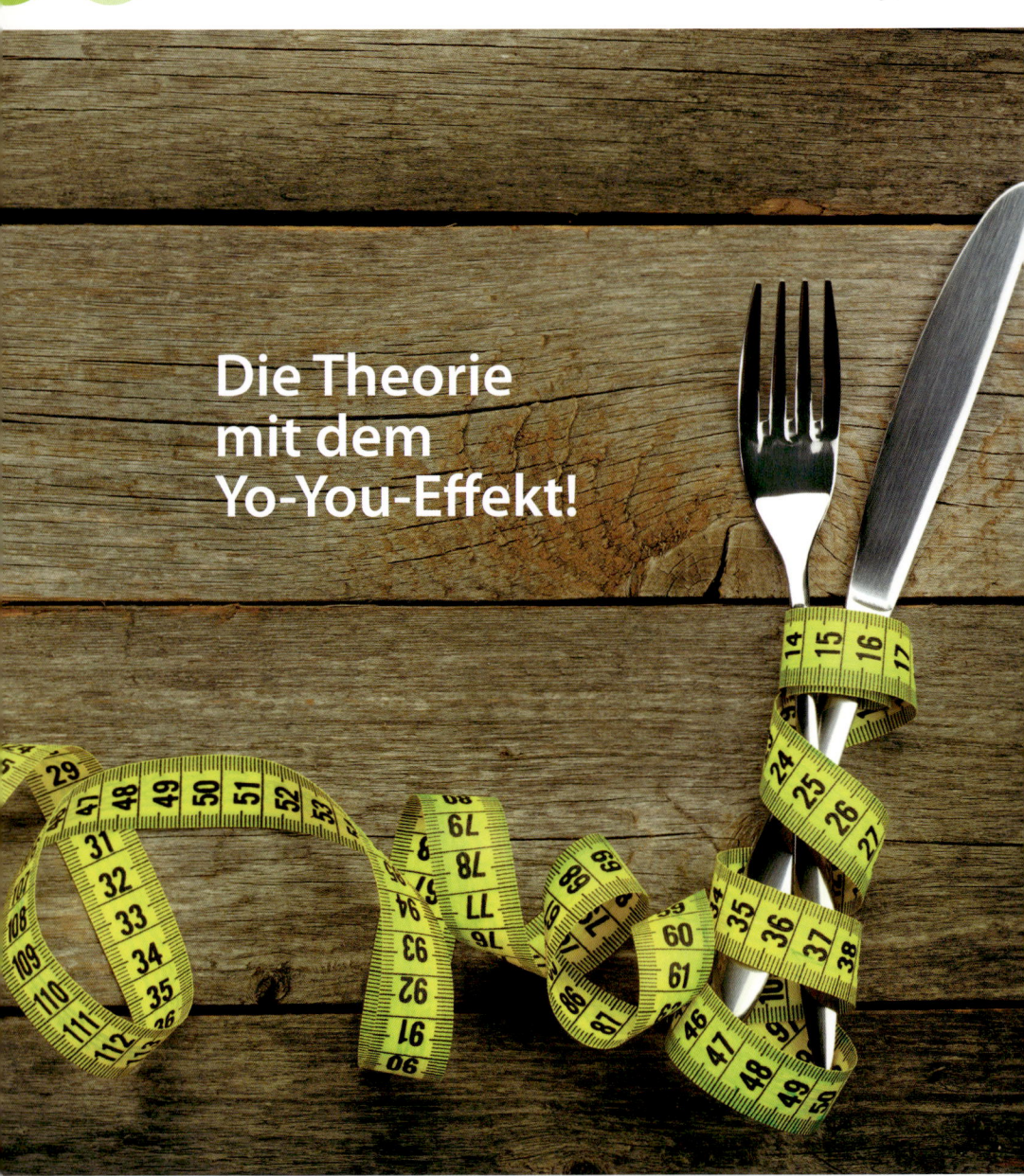

Die Theorie
mit dem
Yo-You-Effekt!

(Un-)Sinn einer Diät

Ständig diese Diäten, erst Gewicht runter, dann schlägt der berühmte Jojo-Effekt zu – Gewicht wieder rauf. Das Problem liegt auf der Hand: Eine Diät bedeutet immer ein Verzicht auf meistens die Lebensmittel, die am meisten gemocht werden. Die Folge dieser ständigen Gewichtsschwankungen ist, dass der Körper lieber für die nächste „Hungerperiode" Reserven anspart und sogar Anti-Abnehm-Mechanismen aktiviert – sicher ist sicher. Wer weiß, wann es das nächste Mal etwas Ordentliches zu futtern gibt!? Es kann doch nur logisch sein, dass ich abnehme, wenn ich nichts esse. Genau hier verstecken sich gleich zwei Fehlerteufel. Zum einen fährt der Körper seinen Energieverbrauch um bis zu sage und schreibe 40 % herunter. Und zum anderen greift der Körper zuerst nicht auf die Fettreserven zu, so wie wir es uns wünschen, sondern vergreift sich erst einmal an unseren Muskeln, um daraus Energie zu gewinnen. Daher sinkt nicht nur unser täglicher Energiebedarf, sondern auch zunehmend unsere Laune. Das alles spiegelt früher oder später auch unser Äußeres wider. Der Stoffwechsel muss eben stets und ständig aufrecht gehalten werden und in Schwung bleiben.

Wer wünscht sich daher nicht gut gelauntes Abnehmen durch Schlemmen? Wir machen es wahr und zeigen Ihnen wie! Dann werden Sie auch wieder die drei schönsten Worte der Welt lieben: Essen ist fertig!

Radikaldiäten oder Stoffwechselkuren – ein leeres Versprechen

Sie alle haben schon einmal von einigen „Wunderdiäten" gehört: zum Beispiel in 21 Tagen ungefähr zehn Kilogramm Depotfett durch die Einnahme von irgendwelchen Kapseln oder Kügelchen abbauen. Natürlich völlig ohne Jojo-Effekt, Muskelverlust und schlechte Laune. Eben ganz nebenbei, einfach so! Sport oder Bewegung? Nicht nötig!

Wir möchten ehrlich sein – vergessen Sie es bitte ganz schnell! Solche Wunderkuren sind rein physiologisch überhaupt nicht machbar. Ganz egal was versprochen wird und mit welchen Begründungen. Obwohl – das war gelogen – theoretisch geht das schon. Sie müssen „nur" gar nichts mehr essen und täglich ca. zwei bis drei Stunden intensiv Sport betreiben. Dann könnte es machbar sein. Dann haben Sie das nötige Energiedefizit von ca. 4.000 kcal am Tag

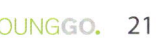

erreicht, um diese zehn Kilogramm zu schaffen. Lust darauf? Sicher nicht! So können wir nicht mit Freude abnehmen und vor allem droht danach ein Jojo-Effekt so groß wie nie! Nicht nur das: Während dieser Tage werden Sie wohl aufgrund der schlechten Laune auch recht einsam sein!

Fallen Sie nicht darauf herein, was Verkäufer sagen oder welches Wundermittel die Stoffwechselverlangsamung verhindern soll, es ist einfach nicht möglich (das Schlimmste, was dahingehend den Autoren bekannt ist, ist die angebliche Vortäuschung einer Schwangerschaft durch das Schwangerschaftshormon HCG in Form von Globuli). Sonst wären wir alle binnen 21 Tage schlank und dem Erfinder ist der Nobelpreis sicher. Unser weltweites Problem wäre gelöst – jetzt und für immer! Glauben Sie daran?

Natürlich werden bei solchen Verkäufen auch immer Wissenschaftler zum Interview gebeten, um ihre eigenen Erfahrung und den Hintergrund der Diät zu erklären. Nur häufig sind dies keine ausgebildeten Ernährungswissenschaftler, sondern andere Wissenschaftszweige. Und noch seltener haben Wissenschaftler die Kur auch auf Basis von aktuellen Studien wirklich entwickelt.

Unser Körper ist ein Wunder der Natur und hat sich über Millionen von Jahren an ein Leben in Mangelsituationen angepasst. Dies war zwingend überlebensnotwendig und hat sich als Schutzprogramm bis heute in unseren Genen verankert. Wenn Sie täglich nur 500 bis 700 kcal zu sich nehmen, gibt es nichts, das dieses evolutionäre Überlebensprogramm stoppen kann. Es handelt sich bei einer solchen Diät um eine absolute Hungersituation, bei der langfristig der Tod droht und darauf reagiert unser Körper. Immer! Überleben ist wichtiger als Eitelkeit! Und zwar mit einer drastischen Verlangsamung des Stoffwechsels, mit dem Abbau von Muskulatur und auch mit schlechter Laune. Natürlich nehmen Sie dabei ab – geht ja nicht anders bei so wenig Kalorien. Das würden Sie übrigens auch ohne die notwendigen teuren Wundermittel.

Solche Hungerdiäten 21 Tage geistig durchzuhalten ist auch machbar, aber anschließend werden Sie wieder zunehmen – garantiert! Unser Körper speichert nach dieser Notsituation jede Kalorie, die kommt. Außer Sie essen weiterhin so wenig und nehmen die teuren Präparate. Ein Teufelskreis beginnt!

Also bitte sparen Sie sich diesen Frust und den drohenden Jojo-Effekt! Nein, nutzen Sie intelligente Methoden und vertrauen Sie auf wirkliche Entwickler aus der Wissenschaft.

Also, kommen Sie mit auf die Reise und lesen Sie wissenswerte Hintergründe zu unserem Körper. Seien Sie gespannt auf den Yo-You-Effekt und lassen Sie sich vom Yo-You-Erfolgsprogramm überzeugen: Wissenschaftlich fundiert und sicher abnehmen!

KURZ UND KNAPP.

Diäten, bei denen zu wenig gegessen wird, machen uns nur dicker und schlecht gelaunt! Es werden Muskeln abgebaut und der Stoffwechsel verlangsamt sich um bis zu 40 %, wenn wir zu wenig essen oder ganz darauf verzichten. Dadurch nehmen wir später rasend schnell zu. Nur eine Veränderung mit Spaß am richtigen Essen und guter Laune hält uns nachhaltig schlank.

Heinzelmännchen in unserem Darm

Übergewicht, als eines der größten Gesundheitsprobleme in der Welt, ist mit Erkrankungen wie Diabetes Mellitus Typ 2, Fettleber und Herz-Kreislauf-Erkrankungen verbunden. Hauptsächlich trägt das (negative) Zusammenspiel zwischen Ernährung und der körperlichen Aktivität – hohe Energieaufnahme versus geringer Energieaufwand – zur Entstehung von Übergewicht bei.

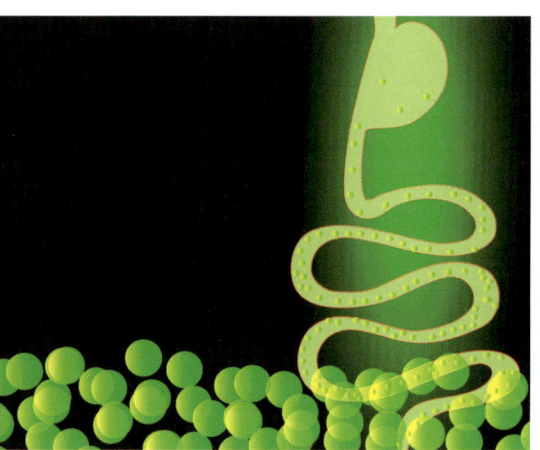

Oftmals unbeachtet, aber mit sehr großem Einfluss, stellt sich unsere Darmflora (Gesamtheit der lebenden Mikroorganismen/ Bakterien im Darm) als wichtiger innerer Faktor heraus, welcher das Übergewicht und die damit zusammenhängenden Erkrankungen positiv beeinflussen kann. Ja, Übergewicht scheint mit der Darmflora zusammenzuhängen. Bestimmte gute Darmbakterien unterstützen Sie beim Erreichen Ihrer Ziele und das zu jeder Tages- und Nachtzeit. Egal ob Sie schlafen, arbeiten oder vor dem Fernseher sitzen. Es gibt sie wirklich – die Helferchen beim Abnehmen!

Der Einklang der guten Bakterien im Darm ist daher für den gesamten Stoffwechsel, aber auch für das Immunsystem und die Gesundheit von unglaublich großer Bedeutung.

Unsere Darmflora baut sich aus vielen kleinen Heinzelmännchen alias Milchsäurebakterien unterschiedlichster Art auf. Wohl bemerkt: In unserem Darm leben ungefähr zehn Mal mehr Bakterien als unser Körper Zellen hat! Diese Heinzelmännchen entwickeln sich erst nach unserer Geburt und müssen von uns täglich anständig – mit sogenannten Prebiotika – versorgt und gepflegt werden. Die Darmflora passt sich aber auch unserer Ernährung an. Je besser wir essen, umso besser ist sie und anders herum. So wird die Zusammensetzung dieses wichtigen lebenden Systems in uns, der Darmflora, vor allem durch unsere Ernährung(sweise) beeinflusst. Die Darmflora ist entscheidend für die

Entwicklung der Darmzotten (verantworten die Nährstoffaufnahme in unserer Blutbahn), wodurch es zu einer besseren Nährstoffaufnahme von zum Beispiel Vitaminen und Mineralien kommt. Die Darmflora kann aber noch mehr: Sie ist an unserem Immunsystem beteiligt. Krank machende Keime fühlen sich in dem durch die Milchsäurebakterien entstandenen sauren, aber für uns gesunden Umfeld nicht wohl. Dadurch können diese sich weder ansiedeln noch wachsen. Die Milchsäurebakterien können zudem Einfluss auf unseren Kohlenhydratstoffwechsel nehmen, was Konsequenzen auf den gesamten Stoffwechsel, vor allem auf die Bildung von Fett, hat. Ist das Gleichgewicht der Darmflora gestört, so kann unser Gewicht darunter leiden – wir nehmen zu. Die Wissenschaft verdeutlicht auch immer wieder, dass sich die Zusammensetzung der Darmflora zwischen Übergewichtigen und Personen mit Normalgewicht unterscheidet. Das bedeutet, schlanke Menschen haben Bakterien im Darm, die sie beim Schlankbleiben unterstützen. Diese fehlen bei übergewichtigen Menschen.

UNSERE DARMFLORA.

Aber hier können wir etwas tun. Unterstützend können wir unsere Darmflora positiv beeinflussen, indem wir weitere Heinzelmännchen, als sogenannte Probiotika, von außen liefern. Ja! Sie essen einfach, oder wie bei uns – schlemmen! Seien Sie gespannt. Die Darmflora ist also ein wichtiger Schlüsselfaktor im Kampf gegen das Übergewicht und könnte bald auch als Darmflora mit Anti-Übergewichts-Effekt Schlagzeilen machen.

„Probiotika sind lebende Mikroorganismen,
die dem Wirt einen gesundheitlichen Vorteil bringen,
wenn sie in ausreichender Menge
aufgenommen werden."

(WHO/FAO, 2001)

Milchsäurebakterien wandeln Milchzucker und andere Zucker in Milchsäure um. Vorkommen u. a. in unserem Verdauungskanal und als Probiotika in Nahrungsmitteln.

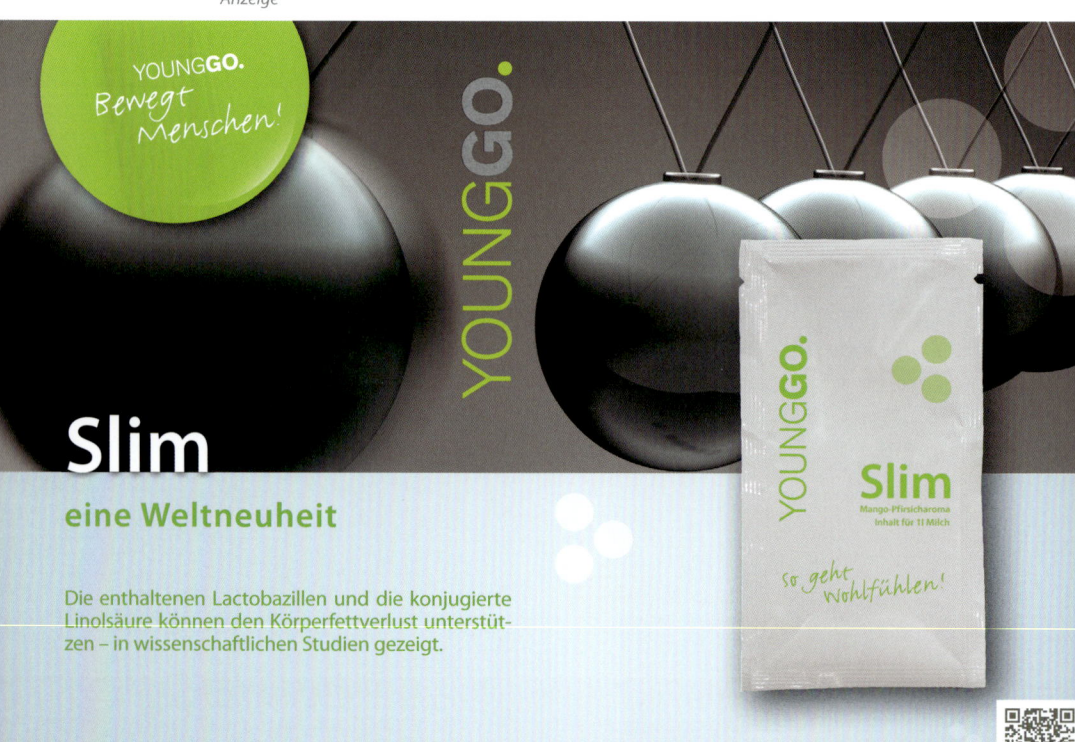

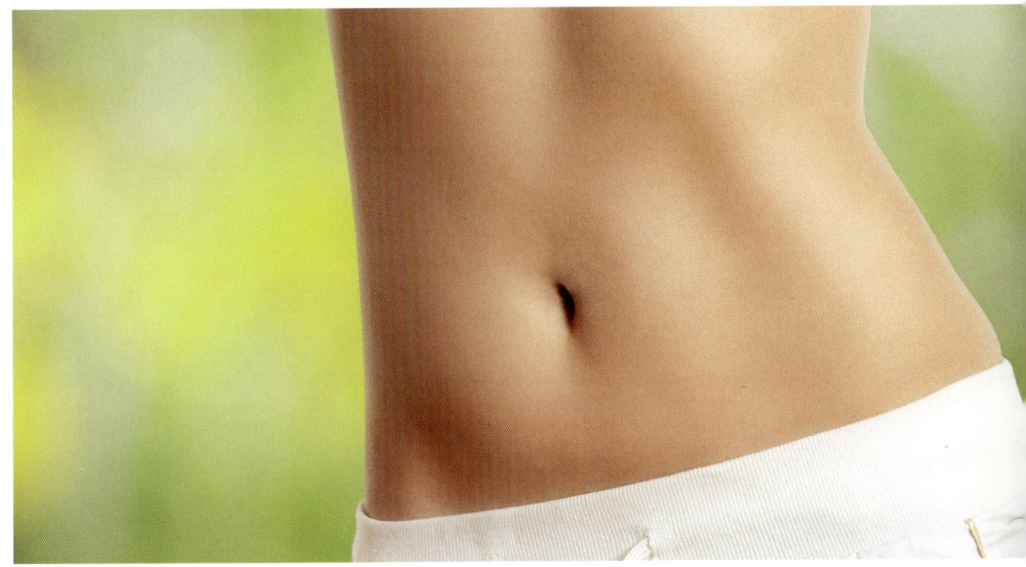

Der Yo-You-Faktor –
das Geheimnis des Erfolges

Und nun kommt etwas sehr Spannendes, das Sie zum Erfolg führen wird. Seien Sie gespannt auf die Heinzelmännchen, die Ihnen ab heute beim Abnehmen helfen – immer! Zu jeder Tages- und Nachtzeit.

Japanische Wissenschaftler haben in einer klinischen Studie nachgewiesen, dass ein in der Muttermilch natürlich vorkommendes Milchsäurebakterium zum Schmelzen des Bauchfettes sowie des Taillen- und Hüftumfanges führt und das **OHNE körperliche Anstrengung oder gar einer Diät** – das wäre doch DIE Lösung unseres dicken Problems!? Und dafür haben die Studienteilnehmer einfach Joghurt mit diesen Heinzelmännchen, einen ganz speziellen soge- nannten probiotischen Joghurt, zusätzlich zu ihren normalen Essgewohnhei- ten gegessen. So einfach ist das – Essen zum Abnehmen.

Probiotischer Joghurt ist also DER Unterstützer für Ihren Darm. Ganz leicht kön- nen wir uns einen solchen Joghurt selber herstellen. Schnell zu Hause gemacht und damit immer frisch. Ein Plus an Ballaststoffen unterstützt die Darmbakteri- en zusätzlich. In Kombination mit einer natürlichen, lebensnotwendigen Fett- säure geht es dem Körperfett so richtig an den Kragen.

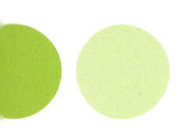

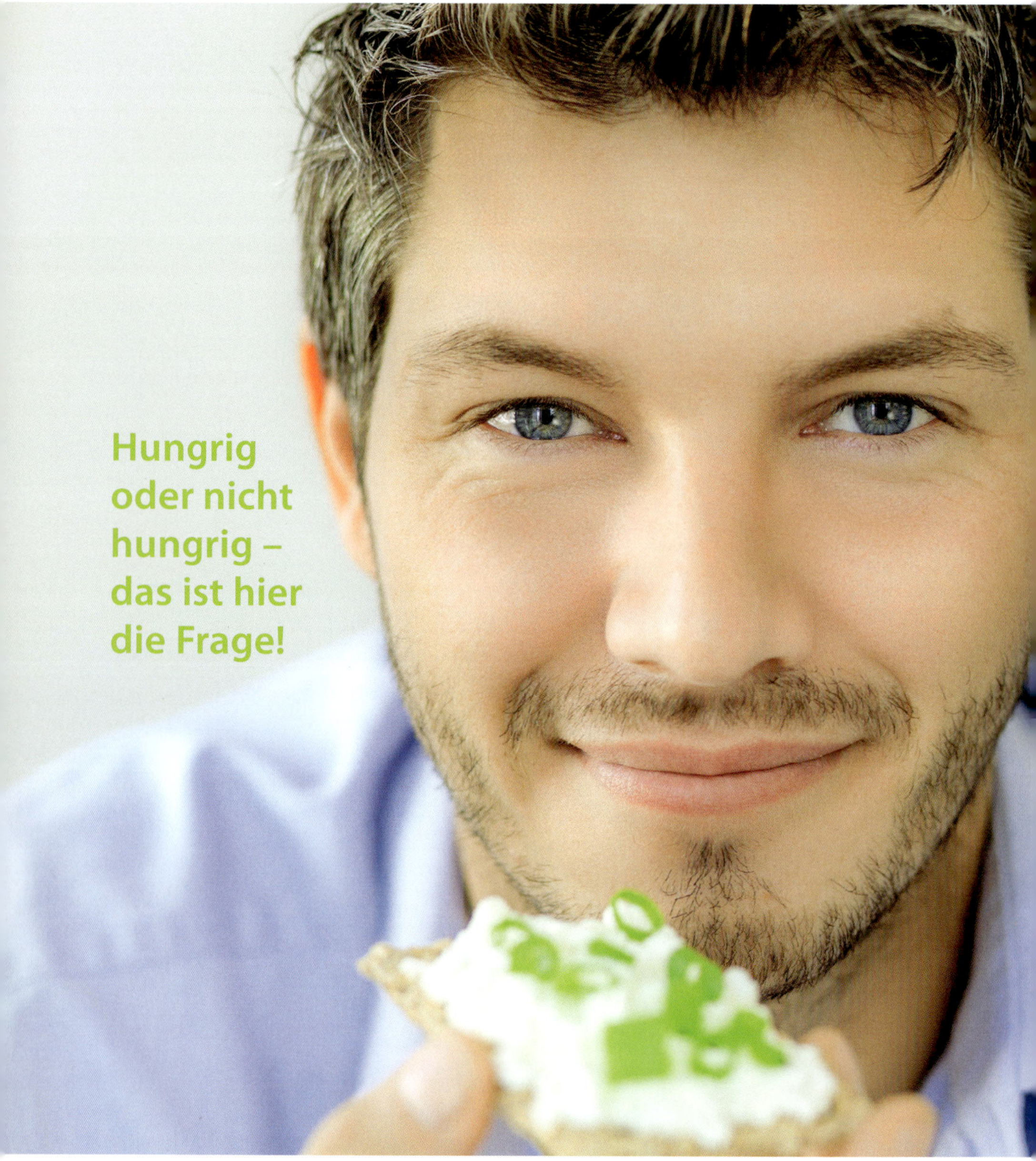

**Hungrig
oder nicht
hungrig –
das ist hier
die Frage!**

Im Zentralnervensystem, dem Gehirn, treffen sämtliche den Ernährungszustand und Energiehaushalt des Körpers betreffende Signale zusammen. So ist es eine logische Schlussfolgerung, dass psychologische und emotionale Faktoren die Nahrungsaufnahme und somit auch unser Gewicht beeinflussen können. Sie kennen das sicher: Wir essen, wenn wir traurig sind, Stress oder Angst haben. Essen beruhigt und macht glücklich, aber nur kurz. Leider sind zudem in den seltensten Fällen die appetitregulierenden Hormone, welche zu Übergewicht führen, mutiert – Ausreden zählen also nicht! Theoretisch ist unser Körper mit einem komplexen und gut funktionierenden System, welches großen Gewichtsschwankungen durch die Appetitregulation entgegenwirkt, ausgestattet. Praktisch aber dürfen wir uns nicht nur auf unser Inneres verlassen und müssen die Balance zwischen Energiezufuhr und -verbrauch selber steuern, um entweder unser Gewicht zu halten oder es durch Energieverbrauch sogar zu reduzieren. Denn heutzutage locken die kleinen Sünden, denen wir nicht widerstehen können, an jeder Ecke. Große Hungerperioden gibt es folglich auch keine mehr und vor allem ist unsere Nahrung sehr stark verarbeitet und hat dadurch einfach viel mehr Kalorien als naturbelassene LEBENSmittel. Stellen Sie es sich einfach so vor: Ein Fischstäbchen hat circa dreimal so viele Kalorien wie ein Lachsfilet. Ein paniertes Schnitzel ebenfalls, im Vergleich zum nicht panierten Schnitzel. Pommes frites haben die vierfache Kalorienmenge im Vergleich zur Kartoffel. Und als Chips – da ist es mehr als das Siebenfache!!! Also, essen Sie mal wieder Lebensmittel und zwar solche, die auch Ihre Urgroßmutter noch als solche erkannt hätte! Dafür nutzen Sie bitte die Lebensmitteltabelle auf Seite 85 in diesem Buch. Hier wird alles gezeigt, was Sie fit macht!

KURZ UND KNAPP.

Eine gute Darmflora beeinflusst unser Gewicht positiv. Probiotika wiederum unterstützen und verbessern die Darmflora. Was uns aber noch stärker hilft, ist unser Sättigungssignal. Nur echte Lebensmittel, die gering verarbeitet sind, machen wirklich satt und zufrieden! Bei den vielen kalorienreichen und verarbeiteten Industrielebensmitteln sind wir nie richtig satt, aber nehmen unglaublich viele Kalorien zu uns! Gemüse, Hülsenfrüchte, Milchprodukte, Fisch und gutes Fleisch: Essen Sie nur das, was Ihre Urgroßmutter auch als Lebensmittel erkannt hätte!

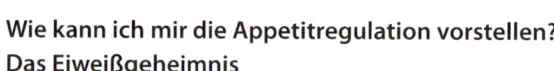

Wie kann ich mir die Appetitregulation vorstellen?
Das Eiweißgeheimnis

Ein ganz spezieller Teil unseres Gehirns namens Hypothalamus spielt eine große Rolle in der Appetitkontrolle. Schon die Erwartung einer Mahlzeit und die anschließende Anwesenheit von Nahrung bzw. Nährstoffen im Magen und Dünndarm führen über die Magendehnung und chemische Reize zu einer Absonderung vieler Hormone. Diese Hormone dienen als Startsignale für unsere Nahrungsaufnahme, den Nährstoffstoffwechsel sowie die Beendigung unserer Mahlzeiten. Denken Sie doch mal an Ihr Lieblingsessen und schon läuft Ihnen „das Wasser im Mund zusammen"! Zudem gelangen die einzelnen Nährstoffe auch direkt über die Blutzirkulation in das Gehirn und lösen hier Sättigungssignale aus.

Nicht nur die totale aufgenommene Energie, sondern auch verschiedene Mechanismen der einzelnen Nährstoffe sind an der Maschinerie der Appetitregulation bzw. der Sättigung beteiligt.

Löst eine Nahrungsaufnahme eine hohe Sättigung aus, so kommt es entsprechend verzögert zum nächsten Hungersignal. Und hier kommt ein Geheimnis unseres Körpers: Eiweiß (Protein). Eiweiß hat, auf die Kalorienzahl gesehen, den größten sättigenden Effekt im Vergleich zu Kohlenhydraten und Fetten. Ab heute ist also Eiweiß unser Sattmacher!

In wissenschaftlichen Studien konnte neben dem Einfluss von Eiweiß auf die Sättigung ebenso gezeigt werden, dass eine eiweißreiche Ernährung positiven Einfluss sowohl auf die Körperzusammensetzung – Fettmasse versus fettfreie Masse, als auch auf die Blutfett-, Blutzucker- und Insulinwerte, hat. Eiweiß hilft uns beim Schlankwerden – leichter als alle anderen Nährstoffe!

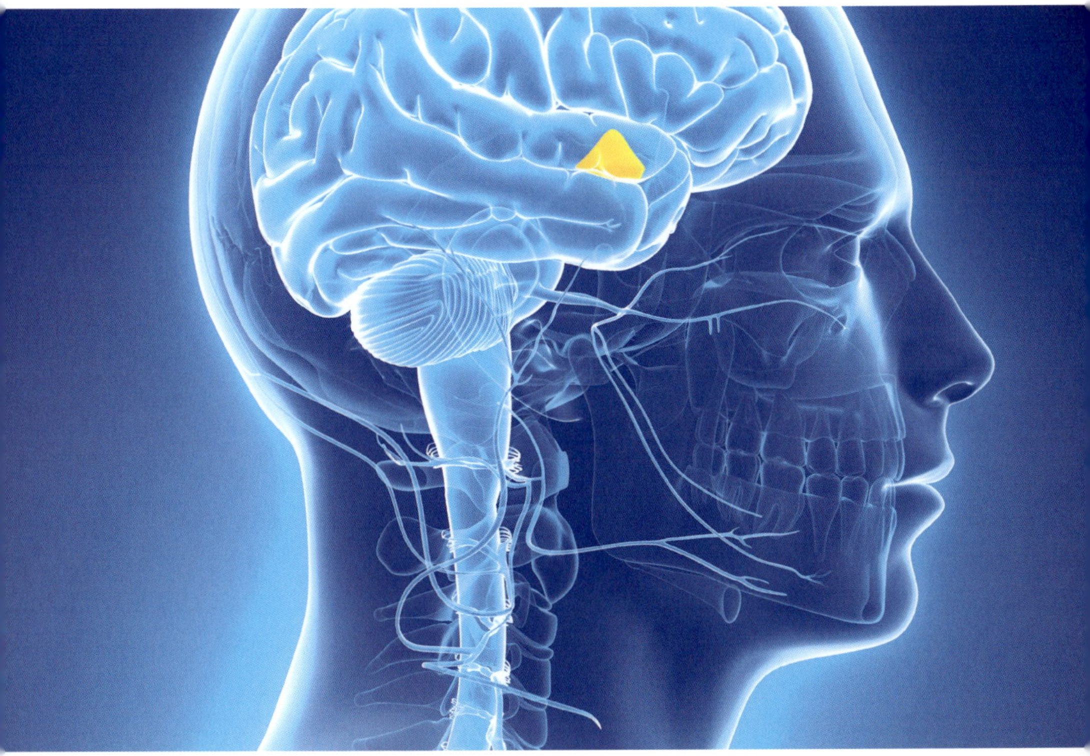

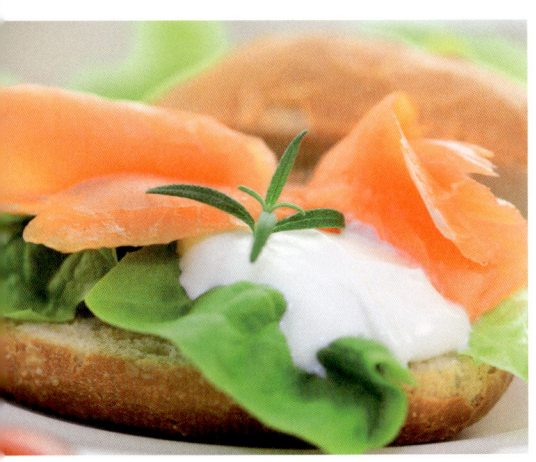

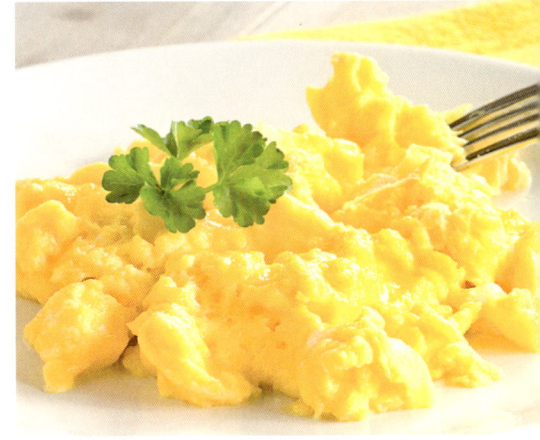

Eiweiß macht aber nicht nur satt, …

Beim Verdauen und der Verstoffwechselung des Eiweißes wird zudem noch viel Energie verbraucht. Es wird von einem thermischen Effekt des Eiweißes gesprochen. Unser Körper heizt also nach, wenn wir eiweißreich essen. Und Wärme bedeutet immer Energieverlust!

Hierzu ein paar Zahlen: Von Eiweiß werden 20 bis 30 % des Energiegehaltes zur Verstoffwechselung aufgewendet; dazu im Vergleich nur fünf bis zehn Prozent von den Kohlenhydraten und bei den Fetten sind es lediglich bis zu drei Prozent. Wir können sagen: Die Eiweiß-Energie haben wir zwar gegessen, aber sie verschwindet einfach im Körper!

Eine ausgeglichene Aminosäuremischung (Einzelbausteine des Eiweiß), ein Mix aus Eiweißen mit hoher biologischer Wertigkeit, erhöht diese Effekte sogar noch. Das eiweißreiche Lebensmittel sollte dafür hauptsächlich tierisch sein, da dieses vom Körper leichter in körpereigenes umgewandelt werden kann. Wir sind eben eher Tier als Bohne.

Die Tabelle zeigt eine kleine Auswahl an eiweißhaltigen tierischen und pflanzlichen Produkten. Bei der Wahl der Lebensmittel ist stets auf magere Produkte zu achten.

Essen Sie sich ab heute bitte zu den Mahlzeiten an diesen Lebensmitteln satt und nutzen Sie den Eiweißvorteil!

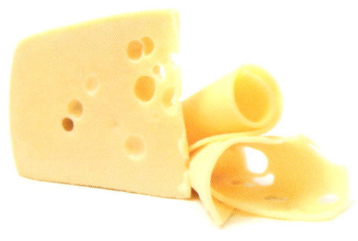
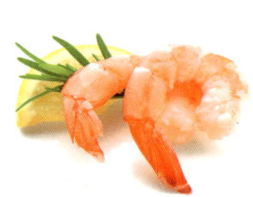
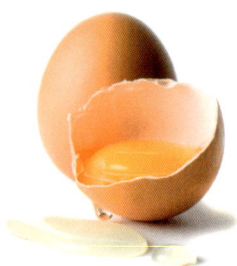

Lebensmittel	Eiweiß/ 100 g Lebensmittel
Tierische Produkte	
Fettarmes, unverarbeitetes Fleisch (Filet, Schnitzel, Pute …)	ca. 20 g
Fettarme Wurst (< 8 g Fett / 100 g Schinken, Braten …)	ca. 20 g
Unpanierter Fisch (Lachs, Thunfisch …)	ca. 20 g
Garnelen / Muscheln / Meeresfrüchte	ca. 20 g
Eier	ca. 8 g pro Stück
Magerquark	ca. 12 g
Harzer Käse / Handkäse	ca. 30 g
Hüttenkäse / Körniger Frischkäse	ca. 13 g
Käse / Scheibenkäse / Mozzarella bis 30 % Fett	ca. 25 g
Pflanzliche Produkte	
Hülsenfrüchte (Erbsen, Linsen, Bohnen)	ca. 6 g
Sojabohne (trocken)	ca. 40 g
Quinoa / Amaranth	ca.15 g
Tofu	bis 20 g
Chiasamen	ca. 22 g
Leinsamen	ca. 25 g
Pinienkerne	ca.15 g
Walnüsse / Mandeln frisch (nicht geröstet etc.)	bis 20 g

Und haben Sie keine Angst vor dem angeblich bösen Fetten in Nüssen oder Samen. Es handelt sich hier um gute Fette, die den Stoffwechsel sogar noch ankurbeln! Vor allem frische Walnüsse sind hier sehr zu empfehlen – eine Handvoll am Tag zu den Mahlzeiten hält fit, macht aber nicht fett!

… sondern auch glücklich!

Unter den Einzelbausteinen des Eiweißes, den Aminosäuren, verstecken sich zwei besondere: das Tryptophan und das Tyrosin. Beide sind eine Vorstufe unserer körpereigenen Glückshormone Serotonin und Dopamin. Dem Seroto-nin wird sogar noch eine appetithemmende Wirkung nachgesagt. Die Aus-schüttung dieser Glückshormone steht somit indirekt mit der aufgenommenen (eiweißreichen) Nahrung in Verbindung. Die gute Laune ist bei viel Eiweiß so-zusagen vorprogrammiert!

Eiweiß kann also drei Dinge auf einmal:
1. sättigen,
2. den Stoffwechsel ankurbeln und
3. glücklich machen!
Eiweiß ist perfekt zum Schlankwerden! Schlemmen Sie sich satt und glücklich, lassen Sie Energie und Fettzellen verschwinden und fördern gleichzeitig noch den gesunden „Abnehmdarm".

Das beste Eiweiß – einfach REIN und natürlich!
Viele Fachgesellschaften sagen, dass wir genug Eiweiß essen. So ganz stimmt das nicht, denn woher stammt dieses Eiweiß? Meist aus Bockwurst, Nacken-steak, Leberkäse und paniertem Schnitzel. Das macht nicht schlank und glück-lich, sondern fett und schlapp!!

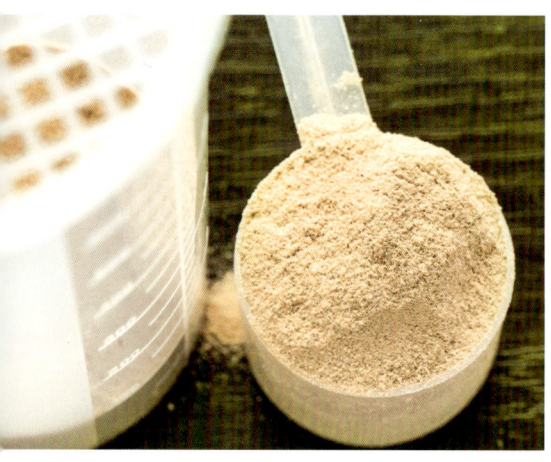

Was wollen wir also? Echtes Eiweiß! Und das so rein, wie es uns die Natur nur bieten kann, ohne störende Kohlenhydrate, Fette und eben einfach lecker. Genau diese tägli-che Quelle des Erfolges macht uns schlank, fit und glücklich! Dauerhaft!

Ersetzen Sie einfach eine Mahlzeit des Ta-ges durch ein leckeres Glas Reineiweiß und spüren Sie, wie sich Ihr Stoffwechsel be-schleunigt. Wie Sie fit und wach werden ohne Hunger zu verspüren – einfach wie die Glückshormone sprudeln!

Klassische Nährstoffshakes können dies nicht leisten und sind auch aus der heutigen Sicht nicht mehr zeitgemäß. Die enthaltenen Kohlenhydrate oder gar Zucker hemmen den Fettstoffwechsel und bremsen damit sogar Ihren Erfolg. Nein, nutzen Sie Reineiweiß! Hier empfiehlt sich ein Eiweißprodukt, das aus mindestens vier verschiedenen Eiweißkomponenten besteht und eine biologische Wertigkeit von mindestens 150 hat – ohne störende Kohlenhydrate.

Anzeige

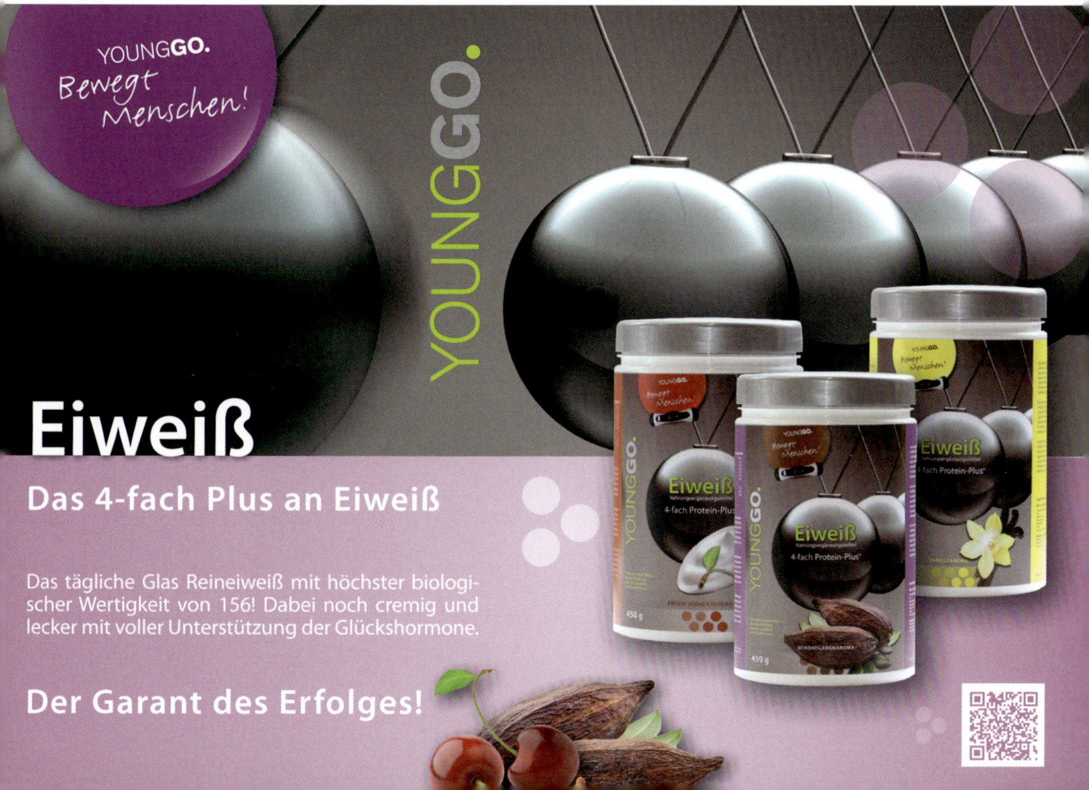

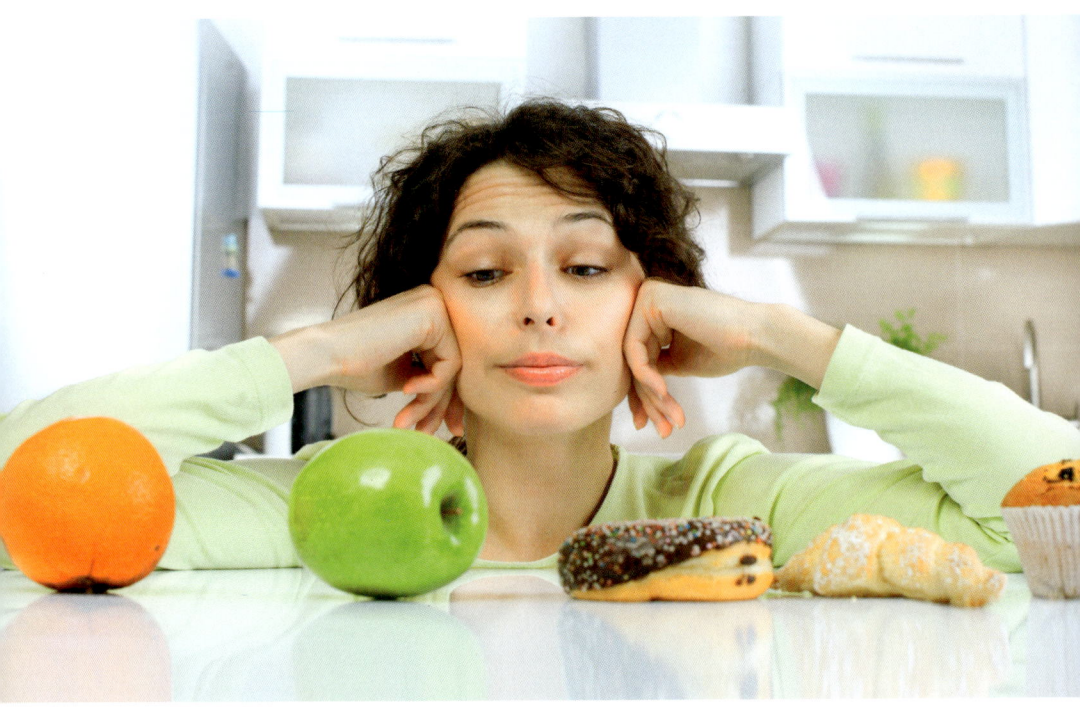

Des Rätsels Lösung – Bakterien und Eiweiß?

Sie denken sich jetzt bestimmt: ein paar Milchsäurebakterien, mehr Eiweiß essen und das ist der ganze Trick? Im Prinzip schon, aber natürlich gibt es auch noch einen Turbo.

Eiweißreiche Kost führt zwar zu einem schnellen, langanhaltendem Sättigungsgefühl und lässt die Fettzellen schmelzen, aber um noch schneller an Ihr Ziel zu kommen und die Fettzellen sozusagen aus Ihrem Körper auf ewig zu verbannen, sollte der Sport nicht fehlen!

In unserer Muskulatur ist das meiste unseres körpereigenen Eiweißes beheimatet. Sportliche Betätigungen fördern die Aufnahme der Eiweißbausteine, der Aminosäuren, in die Muskulatur und daraus die Herstellung von eigenem Eiweiß.

Die Muskeln werden aufgebaut bzw. gestrafft. Genau das, was wir in einer Abnehmphase brauchen. Die Muskeln verbrauchen wiederum sogar in der Ruhe und beim Schlafen mehr Energie und diese nehmen die Muskeln aus den Fettzellen! In der Folge steigt unser Grundumsatz. Wir verbrennen einfach mehr Energie. Immer! Jeden Tag! Jede Minute! Das können nur Muskeln, Fett leider nicht. Es ist energietechnisch eine fast tote Masse.

Je mehr Muskeln wir haben, desto einfacher können wir schlank werden und danach bleiben! Ein weiterer Beitrag zur Aufrechterhaltung bzw. Minimierung unseres Körpergewichtes wäre getan. Bauen Sie aber nicht nur Muskeln auf, sondern trainieren Sie gleichzeitig Ihre Ausdauer. Das gelingt mit unserem einzigartigen YoungGo Bewegungsverstärker, einem Reaktivsportgerät. Joggen und Nordic Walking war gestern, heute ist YoungGo. Seien Sie gespannt, wie Ihnen der YoungGo Bewegungsverstärker mit Spaß durch Schwingen Muskeln „zaubert"! Wir schlemmen uns also nicht nur schlank – nein, wir schwingen uns auch schlank!

Wer jetzt schon neugierig auf den YoungGo Bewegungsverstärker, das kleinste Fitnessstudio der Welt, geworden ist, kann schon mal kurz auf Seite 90 reinschnuppern!

KURZ UND KNAPP.

Eiweißreiche Lebensmittel machen lange satt, glücklich und treiben den Stoffwechsel an! Zudem schützen sie unsere Muskeln vor dem Abbau. Besser noch, wir bauen zusammen mit Sport Muskeln auf. Diese verbrauchen wieder mehr Energie und halten uns damit schlank, schön und glücklich.
In Kombination mit einer guten Darmflora durch täglichen probiotischen Joghurt ist der Grundstein des Erfolges gelegt! Auf geht's! Bewegung, Joghurt, Gemüse, Fleisch und Fisch – wir kommen!

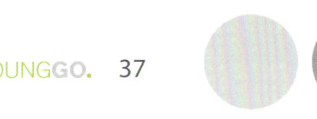

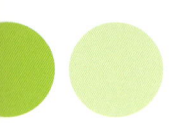

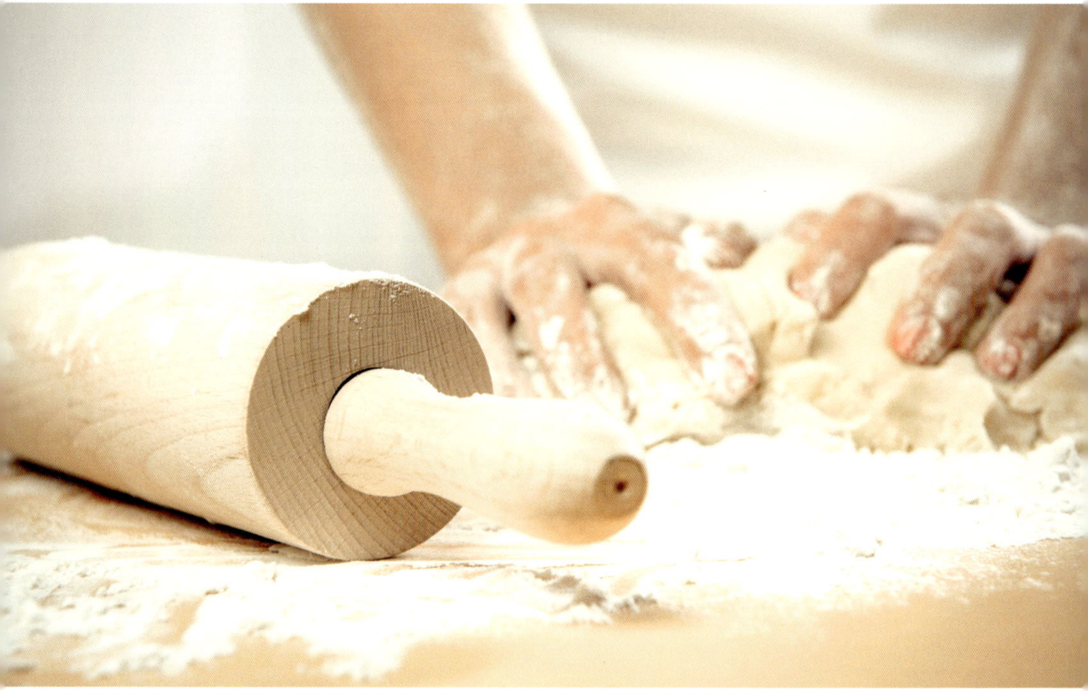

Kohlenhydrate sind nicht gleich Kohlenhydrate – oder: die Zuckerfalle!

Wer hat nicht schon von Kohlenhydraten gehört – wohl jeder! Das sollten wir auch, denn diese sind prinzipiell die Energie des Lebens. Pflanzen bilden Kohlenhydrate mithilfe der Sonne – die absolute Grundlage allen Lebens auf der Erde! Nur stellt sich die Frage: Produzieren Pflanzen auch Weißmehlbrötchen, Gummitiere, Zuckerkrümel oder Kuchen? Sicher nicht! Das sind unnatürliche Kohlenhydrate oder anders gesagt: verarbeitete Dickmacher!

Wie die Überschrift schon verrät, gibt es verschiedene Typen Kohlenhydrate: die schnellen (verarbeiteten) und die langsamen (natürlichen). Wie bitte, sagen Sie sich jetzt?

Die geschwindigkeitsbestimmende Eigenschaft der Kohlenhydrate bezieht sich im Prinzip auf die Fähigkeit, wie schnell und wie stark diese den Blutzuckerspiegel beeinflussen. Kohlenhydrate, die keiner weiteren Verdauung bedürfen, weil sie als schnelle bzw. verarbeitete Kohlenhydrate aufgenommen wurden, lassen den Blutzucker- und Insulinspiegel in die Höhe schnellen. Der bekannteste Vertreter ist hier der Zucker, aber auch Weißmehl und alles, was daraus gemacht wird. Und ja, Zucker im Obst zählt dazu! Unser Körper wird an dieser Stelle natürlich auch schnell mit Energie versorgt, aber bewegen wir uns danach auch so schnell? Denn wenn wir das nicht tun, baut unser Körper nämlich genauso schnell Fett daraus auf. Und das Schlimmste: Diese Kohlenhydrate machen „süchtig auf mehr". Ein Teufelskreis beginnt!

Hier schließt sich auch der Kreis zu unseren guten Darmbakterien, die uns beim Abnehmen helfen! Denn die dickmachenden Bakterien im Darm haben nämlich immer Hunger auf Zucker und Weißmehl. Wenn wir diese mit den guten Heinzelmännchen tauschen, hört auch dieser Heißhunger sicher auf! Also ab in die Küche und gleich selbstgemachten probiotischen Joghurt essen! Die langsamen (natürlichen) Kohlenhydrate hingegen durchlaufen das komplette Verdauungsprogramm. Diese, auch komplexe Kohlenhydrate genannt, müssen erst in einfache gespalten werden. Während dieses Prozesses werden peu à peu die entstandenen einfachen Kohlenhydrate in die Blutbahn abgegeben. Der Blutzuckerspiegel steigt langsamer und vor allem nicht so hoch an. Zudem dauert der ganze Prozess viel länger, sodass wir auch länger satt sind! Und das Beste – diese Kohlenhydrate liefern auch noch Ballaststoffe (Präbiotika), die wiederum unsere gute Darmflora braucht!
Und welche Lebensmittel sind hier gemeint? Es lebe das Gemüse, Bohnen und andere Hülsenfrüchte, echtes Vollkorn und auch mal eine Kartoffel!

KURZ UND KNAPP.

Kohlenhydrate sind die Grundlage allen Lebens.
Aber nur die „guten" bzw. „langsamen" aus echten, unverarbeiteten Lebensmitteln wie Gemüse, Vollkorn, Hülsenfrüchten und hin und wieder Obst. Diese gehen langsam in das Blut über, halten lange satt und geben langfristig Energie! Alle anderen „leeren" Kohlenhydrate wie Zucker, Weißmehl, Chips, Backwaren und Graubrot machen nur schlapp und dick.

Inulin – Das „Prä" für Darm und Geschmack

Wir haben gelernt: Heinzelmännchen, die Probiotika, unterstützen uns bei unserem Abnehmerfolg. Wiederum können wir die Heinzelmännchen fördern, indem wir diese mit Präbiotika füttern.

Präbiotika sind Ballaststoffe, die wir täglich essen müssen, um unseren Darm zu pflegen und eben Erfolg zu haben. Diese stecken in den Schalen von Obst und Gemüse, aber auch in Hülsenfrüchten und im echten Vollkorn. Ganz sicher nicht im Zucker, Weißmehl, fetter Wurst oder paniertem Fisch. Wir sind also wieder bei der puren Natur.

Ein Besonderes unter den Präbiotika ist das Inulin, welches natürlich im Chicorée vorkommt. Nicht unser Körper, dafür aber unsere Darmbakterien können daraus ihre Energie für die tägliche Arbeit gewinnen. Daher immer her damit! Inulin kann noch mehr. Es löst sich in Wasser auf und legt sich wie ein Gel im Darm an die Darmwand. Dadurch wird die gegessene Nahrung nur sehr langsam abgebaut und ins Blut aufgenommen. In Folge dessen bleiben wir länger satt, bekommen keine Blutzuckerspitzen oder Heißhunger. Damit nicht genug: Dieser Ballaststoff verbessert auch das Mundgefühl, ähnlich wie Fett. Er lässt also unser Essen besser schmecken!

Inulin macht also satt und fit, füttert die Darmbakterien und ist gleichzeitig Geschmacksstoff! Zumeist ist es in probiotischen Joghurts schon ausreichend enthalten.

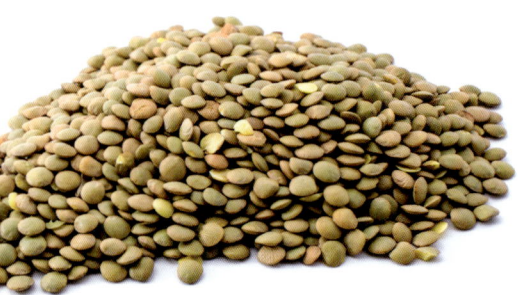
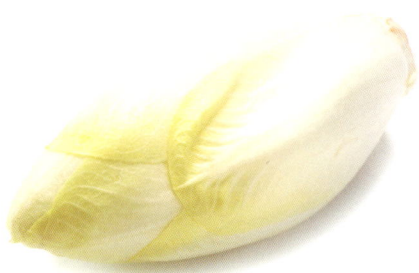

Insulin – die Folge der schnellen Kohlenhydrate

Infolge des unterschiedlichen Blutzuckeranstieges, je nachdem welche Kohlenhydrate wir essen, reagiert auch unsere Bauchspeicheldrüse unterschiedlich mit der Ausschüttung von Insulin. Je schneller die einfachen Kohlenhydrate ins Blut kommen, umso mehr Insulin wird benötigt. Dieses Hormon wird nun auch dringend gebraucht, denn ohne es würden wir die Kohlenhydrate aus dem Blut gar nicht in die Zellen und die Verbrennungsöfen aufnehmen können. Es ist also lebensnotwendig, bringt aber heutzutage auch Probleme mit sich.

Insulin schafft also die Kohlenhydrate aus dem Blut in die Zellen. Somit fällt unser Blutzucker wieder auf den Normalwert. Schnelle Kohlenhydrate bedeuten jedoch eine rasche und hohe Insulinausschüttung. Das Insulin arbeitet

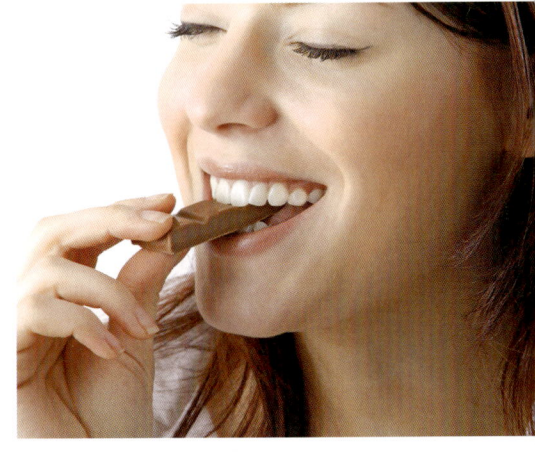

im Maximum. Der Blutzuckerspiegel sinkt so schnell wie er gekommen ist und sogar unter den Normalwert. Wir unterzuckern und bekommen so richtigen Heißhunger oder eben den „Süßjieper"! Also naschen wir wieder etwas. Und so wird es immer mehr. Auf den Punkt gebracht: Wir sind nie satt, aber werden fett.

Gönnen Sie Ihrem Insulin auch Pausen. Essen Sie nur drei Mahlzeiten am Tag, keine Zwischenmahlzeiten. Sie und Ihr Gewicht profitieren von den Vorteilen eines flachen Insulinspiegels.

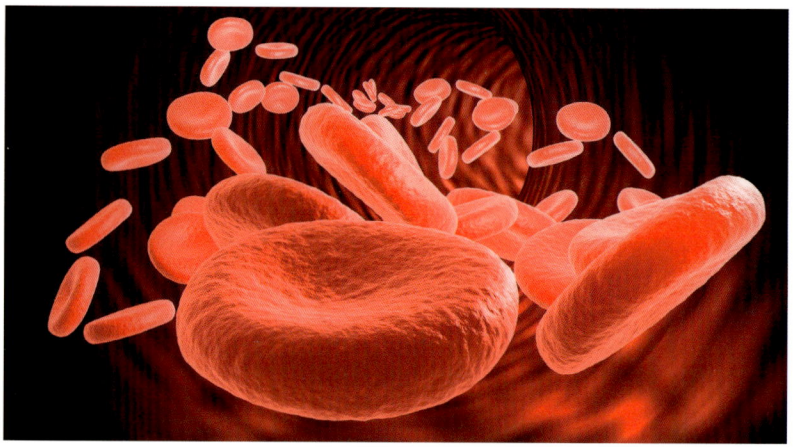

Die Insulinfalle – eine Typveränderung muss her!

Um das Problem Insulin zu umschiffen, müssen wir den Stoffwechsel umstellen – vom Kohlenhydratverbrenner zum Typ Fettverbrenner. Und das schaffen wir nur, indem wir die Insulinfreisetzung tief halten – und wer hilft uns da wieder? Unser Eiweiß! Dieses löst kaum eine Insulinreaktion aus.

Das Insulin hält zwar unseren Blutzuckerspiegel konstant und rettet uns vor Überzuckerung im Blut. Diese Rettung führt aber dazu, dass das Insulin alle Zellen mit den Nährstoffen (Eiweiß, Kohlenhydrate, Fette), die sich im Blut tummeln, füttert. Je mehr Nährstoffe, desto mehr Insulin. Nicht nur das – unser Körper baut sogar aus dem Zuviel an Nährstoffen auf und speichert dies!

Das Tückische: Das Insulin lässt dabei aber keine Nährstoffe aus den Zellen hinaus! Besonders die Fettzelle ist bildlich gesprochen wie verkorkt und Sie können kein Fett abbauen. Ihre Fettverbrennung liegt also auf null, solange Sie viel Insulin im Blut haben. Die Folge: Wir werden dicker und haben keine Möglichkeit das Fett loszuwerden. Unsere Fettdepots wachsen und wachsen und wachsen ...

Im Umkehrschluss könnten wir jetzt behaupten: je weniger Insulin, desto weniger Fett in unseren Depots ist gleich schlank und glücklich!? Heutzutage genau richtig! Denn das Mindestmaß an lebensnotwendigem Insulin erreichen wir immer im Blut, solang wir keine Erkrankung wie z. B. Diabetes Mellitus haben. Zum Abnehmen ist aber weniger Insulin der Schlüssel zum Erfolg!

Neben den Kohlenhydraten sind unsere Fette die wichtigste Energiequelle für unseren Körper. Wird die Insulinausschüttung aufgrund eiweißreicher Ernährung vermindert, geht es so langsam dem Körperfett an den Kragen – wir benötigen schließlich Energie zum Leben, zum Denken und für Bewegungen. Besonders das Gehirn, welches ständig mit ausreichend Energie in Form von Zucker (Glucose) versorgt werden muss, ist auf eine ständige Lieferung angewiesen. Woher kommt aus einer eiweißreichen Kost diese Energie? Hier schaltet sich die Leber mit ein. Die Leber ist in der Lage, wenn wir kein Zucker in Form von Kohlenhydraten zu uns nehmen, Zucker selber herzustellen und zwar unter anderem aus Fett! Die weiteren Zutaten sind entsprechende Vorstufen: die Aminosäuren aus der eiweißreichen Ernährung!
Dieser Vorgang der Zuckerbildung verbraucht jede Menge Energie. Dieser Energieverlust, zusammen mit dem gebildeten Zucker, ist ebenfalls ein Sättigungssignal für unser Gehirn, wodurch wir wieder bei der sättigenden Wirkung von Eiweiß gelandet wären! Eiweiß löst zudem kaum eine Insulinreaktion aus und somit können wir dauerhaft Fett verbrennen und dabei noch schlemmen. Der Gewichtsverlust ist vorprogrammiert und das mit guter Laune und ohne Hunger!

KURZ UND KNAPP.

Viele Kohlenhydrate, vor allem „schnelle", locken viel Insulin in das Blut. Und das hemmt jede Fettverbrennung! Schlimmer noch! Insulin fördert den Fettaufbau, wir nehmen zu!
Regel Nummer 1: Insulinspiegel tief halten. Das schützt vor Hungerattacken, hält uns fit und macht gute Laune. Vor allem schmelzen die Fettzellen im Körper förmlich dahin. Wie das geht? Ganz einfach: Höchsten drei Mahlzeiten am Tag, viel Eiweiß und Gemüse zu den Mahlzeiten, eine Mahlzeit durch ein Glas Reineiweiß ersetzen und der Erfolg wird kommen! Lassen Sie Ihren Körper das Fettverbrennen wieder lernen!

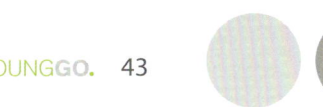

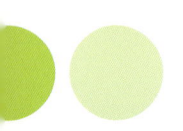

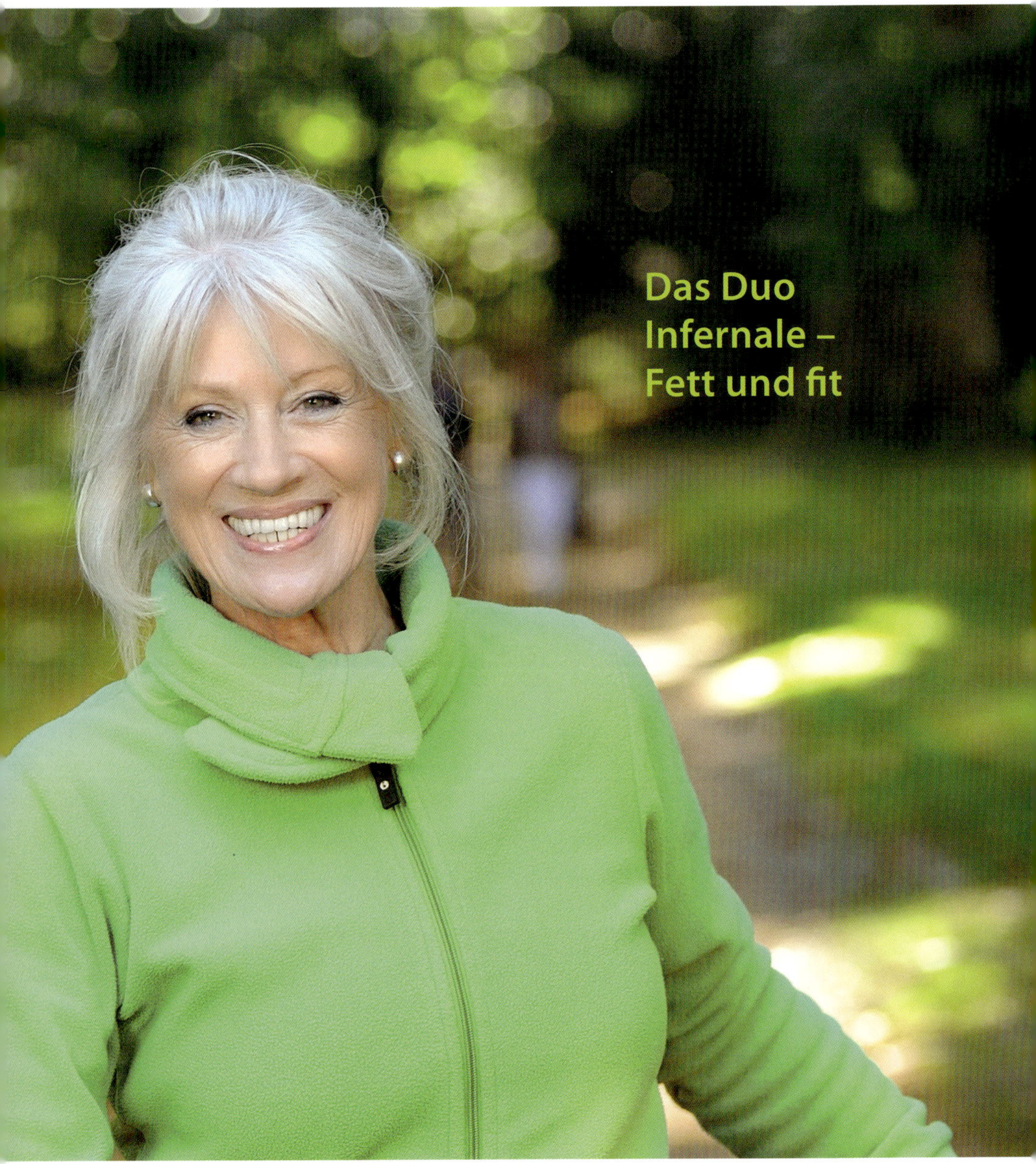

Das Duo
Infernale –
Fett und fit

Seit Jahren wird uns gesagt, wie schlecht doch das Fett ist. Fett macht fett und deswegen dürfen wir es nicht essen. Wenn wir einfach alles Fett aus unserem Essen verbannen, nehmen wir automatisch ab. Dazu die einfache Frage: Hat es funktioniert? Sicher nicht, denn dann wären wir alle schlank und essen gemütlich weiter die Joghurts mit 0,1 % Fettanteil.

Nein, Fett ist lebensnotwendig! Unser gesamtes Gehirn besteht zu einem großen Prozentsatz aus reinem Fett, jede einzelne unserer Billionen Zellen wird begrenzt durch eine Membran aus Fett. An diesen Membranen finden alle wichtigen Lebensprozesse statt – Aufnahme von Nährstoffen, Ablehnen von Giften, Antreiben des Stoffwechsels und auch gleichmäßige Muskeltätigkeit wird hier ausgelöst, z. B. am Herz und den Muskeln selber. Von daher ist es das Wichtigste überhaupt unsere Membranfunktionen zu schützen und zu unterstützen. Nur all das kann nicht das Fett aus Würsten, Pommes frites oder Kuchen. Wir müssen uns nur wieder in der Natur umsehen, welches Fett hier vorkommt. Vorrangig sind das die sogenannten ungesättigten Fette. Diese bilden Pflanzen wie zum Beispiel die Olive, der Raps, die Walnuss oder auch Fische, um im kalten Wasser überleben zu können.

Um unsere Zellen geschmeidig, unser Gehirn leistungsfähig und unseren Stoffwechsel auf Hochtouren zu halten, brauchen wir das richtige Fett – Omega-3! Dieses ist wertvoll und hilft uns sogar beim Abnehmen!
In vielen Studien wird belegt, dass bei einer optimalen Zufuhr von Omega-3-Fetten weniger Herzinfarkte vorkommen, Schlaganfälle und auch Herzerkrankungen zurückgehen. Schauen wir uns die Eskimos an. Diese Menschen kennen keine Herzerkrankungen. Auch in Japan sind diese deutlich seltener als bei uns.

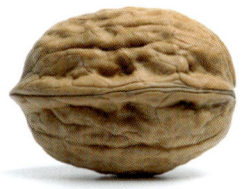

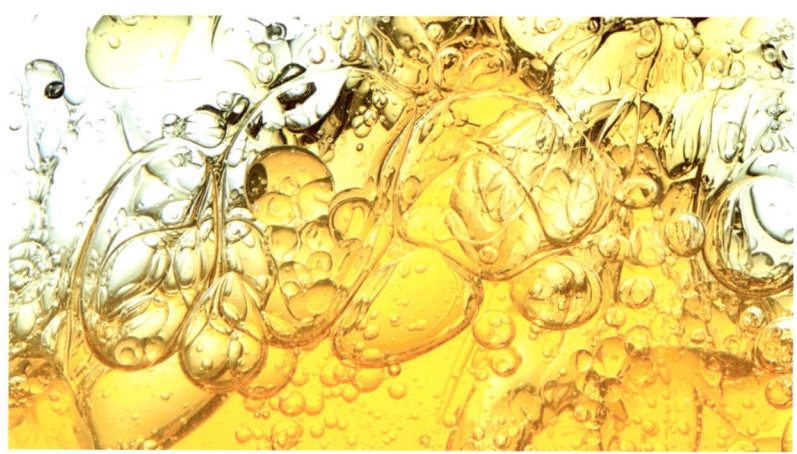

Fett – die Lebensversicherung

Wir Menschen benötigen zum Leben Fett. Für uns unverzichtbar sind die Einzelbausteine der Fette, die Fettsäuren. Davon sind zwei ganz besonders wichtig. Einmal sind das die sogenannten Omega-6-Fettsäuren und die zweiten sind die Omega-3-Fettsäuren. Diese müssen wir täglich essen. Ohne diese könnten wir nicht überleben! Zum Glück liefert uns die Natur diese Lebensversicherung in vielen guten Lebensmitteln.

Omega-6-Fettsäuren finden wir sehr viel in allen Mehlprodukten, im Fleisch und auch in verschiedenen Samenölen wie Sonnenblumen-, Distel- und Olivenöl. Da sie in fast allen Lebensmitteln vorkommt, haben wir von dieser Fettsäure leider schon zu viel intus. Und schon haben wir wieder ein Problem. Ein wenig Omega-6-Fettsäure brauchen wir zum Leben, aber zu viel davon fördert im Körper Entzündungen, zum Beispiel Arthrose, Arthritis, andere Entzündungen in den Gelenken, Darm oder in jedem Gewebe des Körpers. Es ist wie immer – die Dosis macht das Gift.

Wir essen heute viel zu viel Omega-6-Fettsäuren, sodass wir eher mit den negativen Auswirkungen zu kämpfen haben. Wir lieben eben unsere Bäckerprodukte, Wurst und Fleisch, aber auch Käse und Co.

Der für uns noch wichtigere Gegenspieler der Omega-6-Fettsäuren kommt dabei viel zu kurz: die Omega-3-Fettsäuren! Hier haben wir einen echten Mangel in unserer Überflussgesellschaft.

Diese Fettsäuren wirken entzündungshemmend, halten das Blut flüssig und kurbeln den Stoffwechsel an. Vor allem profitiert unser Herz von diesen guten Fettsäuren. Sie kräftigen das Herz, wirken gegen Herzrhythmusstörungen und schützen vor Herzinfarkten. Ganz nebenbei verbessern sich so wichtige Blutfettwerte, wie das Cholesterin.

Wir müssen diese Omega-3-Fettsäuren essen! Täglich! Und das in der besten Qualität – ein bisschen wie ein Eskimo! Nur leider tun wir das zu wenig. Denn kaum einer von uns isst täglich guten Tiefseefisch wie Hering, Makrele, Lachs oder Thunfisch. Und wenn dann am liebsten paniert und frittiert.

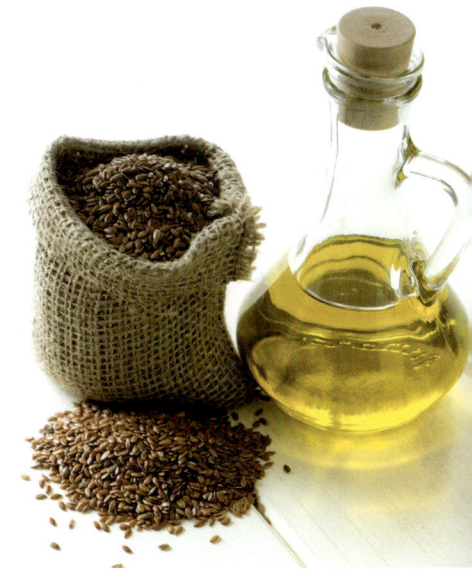

Zwar enthalten auch Pflanzen diese guten Fettsäuren, aber hier nur wenige. Omega-3-Fettsäuren finden sich zum Beispiel in Walnüssen, Leinsamen, Raps oder Hanf. Essen Sie diese täglich? Wenn ja, dann ist das wirklich gut. Nur diese pflanzlichen Omega-3-Fettsäuren sind für unseren Körper nicht so gut nutzbar. Viel besser wirkt es aus Fischen und Meeresfrüchten. Und auch hier gibt es ein Geheimnis: das Krillöl!

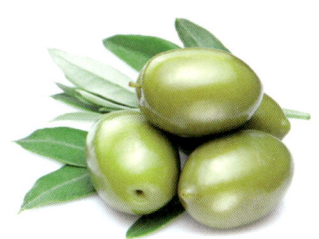

Krillöl – das Superfett

Nutzen Sie die Kraft an der Basis der Nahrungskette – nutzen Sie die Kraft des Krills und hier die absolute Power der Natur für unser Herz und Gehirn!

Der antarktische Krill, ein garnelenartiger Leuchtkrebs, liefert Öl mit hohem Anteil an lebenswichtigen Fettsäuren, vor allem die so wichtigen Omega-3-Fettsäuren. Die wichtigsten Vertreter dieser Fettsäuren sind die Docosahexaensäure (DHA) und Eicosapentaensäure (EPA).

Die Omega-3-Fettsäuren im Krill sind an sogenannte Phospholipide gebunden. Bei DHA und EPA in Fischen ist das nicht so, in pflanzlichen Ölen schon gar nicht. In unseren Zellmembranen sind die gleichen Phospholipide eingebaut und schon kann unser Körper die guten Fettsäuren im Krill vollends nutzen! Nichts geht verloren, alles wird genutzt, wir brauchen weniger und dennoch verbessern sich die Funktionen der Membranen positiv!

Zugleich liefert das Krillöl wichtige Antioxidantien, v. a. Astaxanthin und andere Carotinoide und Vitamin E. Diese schützen nicht nur das Öl selber, sondern auch die Zellen vor schädlichen Angriffen wie Sonnenlicht, Stress, Rauchen. Der magische Dreier – Omega-3-Fettsäuren, Phospholipide und Antioxidantien sind Bausteine für eine gesunde Zellmembran und ein schlagendes Herz!

Da Krill an der Basis der Nahrungskette steht, ist er auch kaum schadstoffbelastet, aber liefert die qualitativ hochwertigsten DHA und EPA. Nichts kann unser Körper besser aufnehmen und nutzen! Eine Wohltat für unser Wohlbefinden und ein langes Leben! Diese halten unsere Membrane frisch, jung und beweglich. Daher nutzen Sie diese Energie und den Herzturbo, um Ihren Erfolg auszubauen. Werden Sie schlank und gesund in allen Ecken des Körpers! Nutzen Sie Krillöl und hier nur das bestverfügbarste und optimal dosierte! Und Ihr Herz sagt danke!

CLA – das Fett, das schlank machen kann

Es gibt tatsächlich ein Fett, das sich günstig auf die Körperzusammensetzung auswirken kann. So etwas gibt es nicht? Doch – mit Hilfe der konjugierten Linolsäure (CLA). Wir bauen Fett ab und Muskulatur auf!

CLA ist ein ganz natürliches Fett, dass vorrangig im Fleisch von Wiederkäuern wie Rind, Lamm oder Ziege vorkommt. Genauer gesagt entsteht es durch bestimmte Bakterien im Pansen dieser Tiere und wird entsprechend im Muskelfleisch abgelagert.

Ganz genau scheint die CLA den Aufbau von Fett im Körper zu verringern. Ihr Körper bildet einfach weniger Fett und bleibt dadurch schlank oder muss eben schon vorhandenes Fett abbauen, um daraus Energie zu gewinnen. Auch scheint CLA das Enzym zu hemmen, das die Fettaufnahme aus dem Blut in die Fettzelle steuert. Wir bilden also weniger Fett und nehmen es auch noch schlechter auf in unsere dicken Speicher. Damit aber nicht genug. In manchen Studien wird auch über eine beschleunigte Fettverbrennung gesprochen: Dreifacheffekt auf unsere Fettzellen. Nutzen wir diesen doch für uns!

Um die Effekte zu erreichen, müssen wir aber auch eine große Menge zuführen. Allein über tierische Produkte wird es schwierig die Menge zu erreichen. Gut ist eine tägliche Menge von mindestens 750 mg – gern auch mehr! Und das in Kombination mit den guten Darmbakterien – der Turbo gegen unser Körperfett!

Anzeige

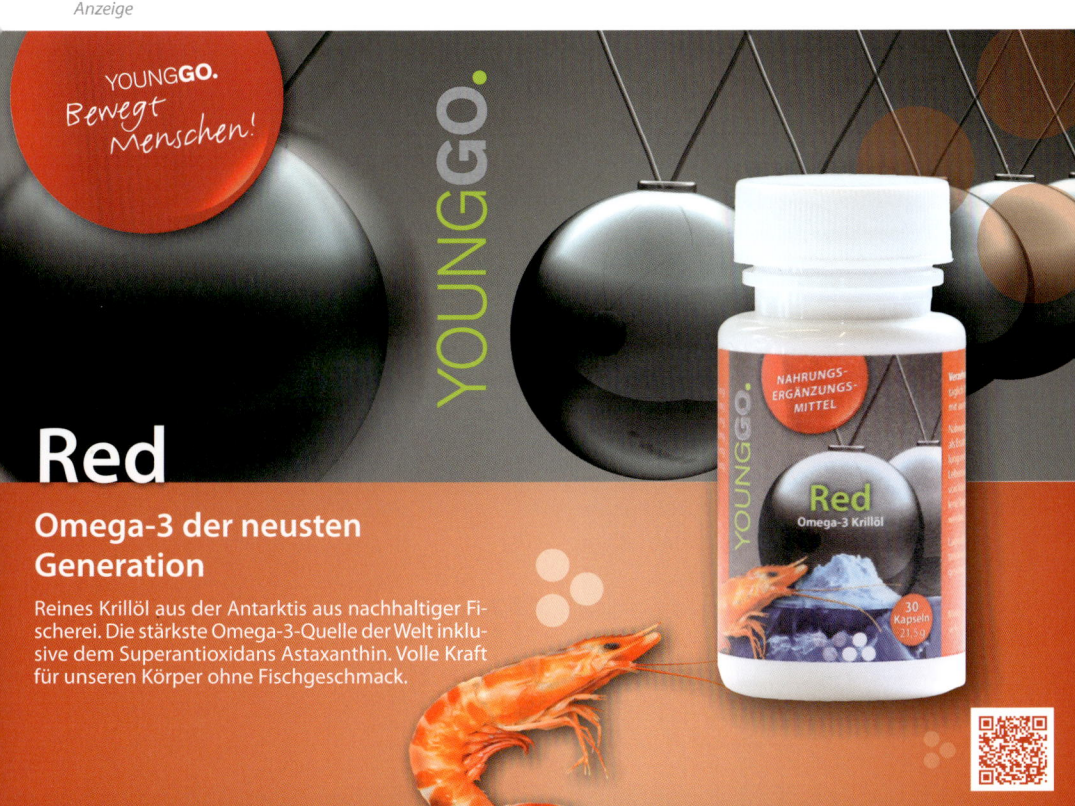

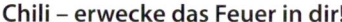

Chili – erwecke das Feuer in dir!

Ob Sie es glauben oder nicht, aber schon im alten China gab es Menschen, die mit etwas zu viel Gewicht zu kämpfen hatten und dieses loswerden wollten oder mussten. Nun gab es damals noch keine Stoffwechselkuren oder verschiedene Zeitschriften mit unzähligen Diäten. Aber einen sehr hilfreichen Stoff – Chili!

Zu jeder Kur mit dem Ziel Gewichtsreduktion oder Anregung der Lebensgeister (Stoffwechsel) verordneten die alten Heiler scharfes Essen und reichlich Chili – sogar Massagen wurden mit gepressten Chilis durchgeführt. Alles, um das überschüssige Körperfett loszuwerden. Mit diesem Vorgehen lagen diese Heiler goldrichtig!

Im natürlichen Chili ist der Stoff Capsaicin enthalten, ein sogenanntes Alkaloid, das für den Schärfe- und Wärmereiz verantwortlich ist. Schärfe ist dabei im Übrigen ein echter Schmerzreiz für unseren Körper. Wenn wir nun zu scharf gegessen haben und uns sprichwörtlich der Mund brennt, reagiert unser Körper darauf, indem er glücklich machendes Serotonin bildet, um gegen den Schmerz zu arbeiten. Das bedeutet, Chili macht nicht nur das Essen scharf, sondern uns auch glücklich! Viel stärker als jede Schokolade. Nebenbei wird zudem die Durchblutung gefördert, was die Medizin schon seit langem kennt und nutzt. Häufig ist Capsaicin in Wärmepflastern und Wärmesalben enthalten.

Für ein Gewichtsreduktionsprogramm aber viel wichtiger: In verschiedenen Studien wurde nachgewiesen, dass Capsaicin die Thermogenese unseres Körpers steigert. Das bedeutet, unser Körper produziert Wärme, was wiederum Energie verbraucht. Wer hatte denn bei scharfem Essen noch keinen Schweißausbruch? Damit aber nicht genug, nicht nur dass Capsaicin die Wärmeproduktion anregt, es wurde auch bewiesen, dass unser Körper mehr Fett freisetzt und der Stoff in der roten Schote direkt einen Sättigungsreflex auslöst. Wir sind also stärker satt, verbrennen Fett und Energie – alles mit dem reinen Naturstoff!

Fassen wir mal kurz zusammen: Chili oder besser reines Capsaicin

- macht nachweislich glücklich,
- regt die Wärmeproduktion des Körpers an, wodurch Energie verbraucht wird,
- fördert die Fettfreisetzung,
- macht satt und
- kann helfen den Blutdruck zu senken.

Wie nutzen wir nun dieses natürliche Feuer für unseren Erfolg? In unseren Breitengraden ist scharfes Essen nicht so geläufig und viele Menschen vertragen es auch nicht gut. Dafür gibt es jetzt jedoch eine Lösung. Hochdosiertes, natürliches Capsaicin können wir heute in Form von kleinen Tabletten essen und nutzen damit die volle Kraft der Chili! Und das ohne Nebenwirkungen wie Schweißausbrüche oder Magenirritationen. Das liegt daran, dass sich die Tablette erst im Darm zersetzt und das Capsaicin direkt aufgenommen wird. Die Schleimhaut wird nicht geschädigt, aber der Stoffwechsel kommt auf Touren! Um höchste Effekte zu haben, sollte das Capsaicin aber aus echtem Chili und nicht aus anderen Pfefferarten gewonnen werden. Empfohlen wird eine Dosierung von mindestens 10 mg Capsaicin (oder die Schärfe von 15 Chilischoten), am besten kombiniert mit Grüntee-Extrakt. Dieser natürliche Stoff aus Grünem Tee fördert die Fettfreisetzung zusätzlich. Mit natürlichem Capsaicin jeden Morgen 30 Minuten vor dem Frühstück nutzen Sie die Kraft des roten Feuers für Ihre Ziele. Und ganz nebenbei wenden Sie das uralte Wissen der chinesischen Heiler an, das heute wieder „neu entdeckt" und bestätigt wird!

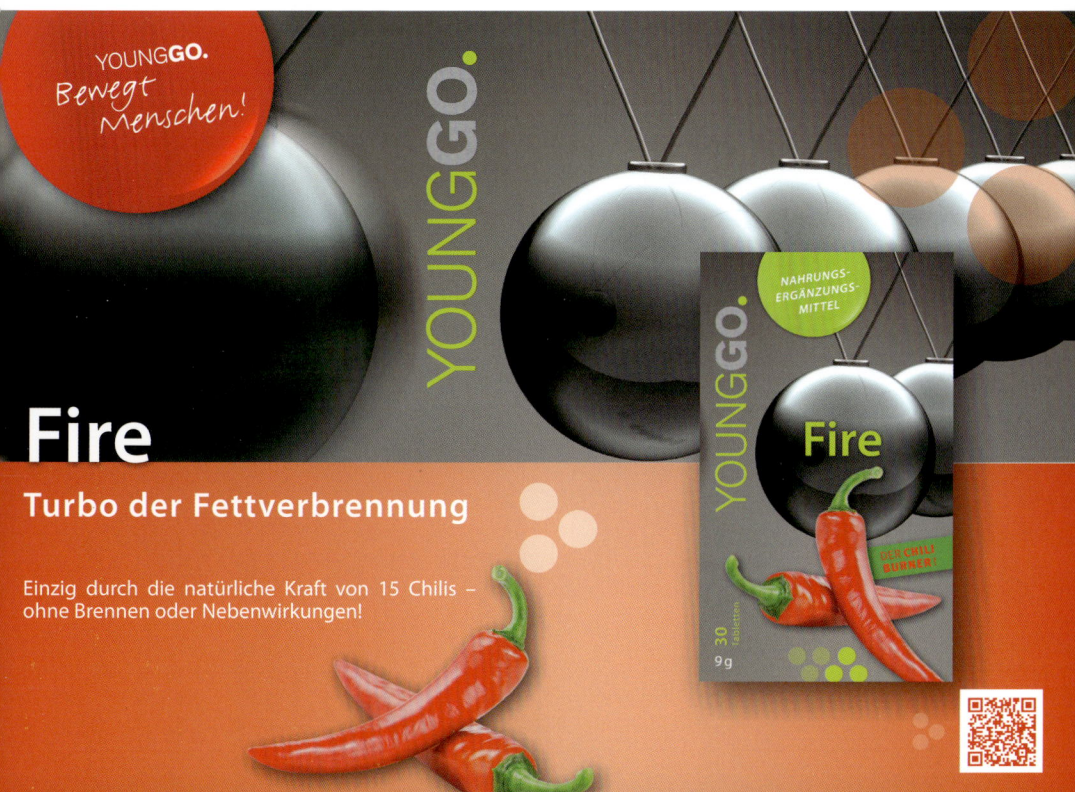

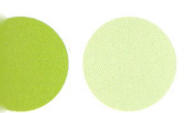

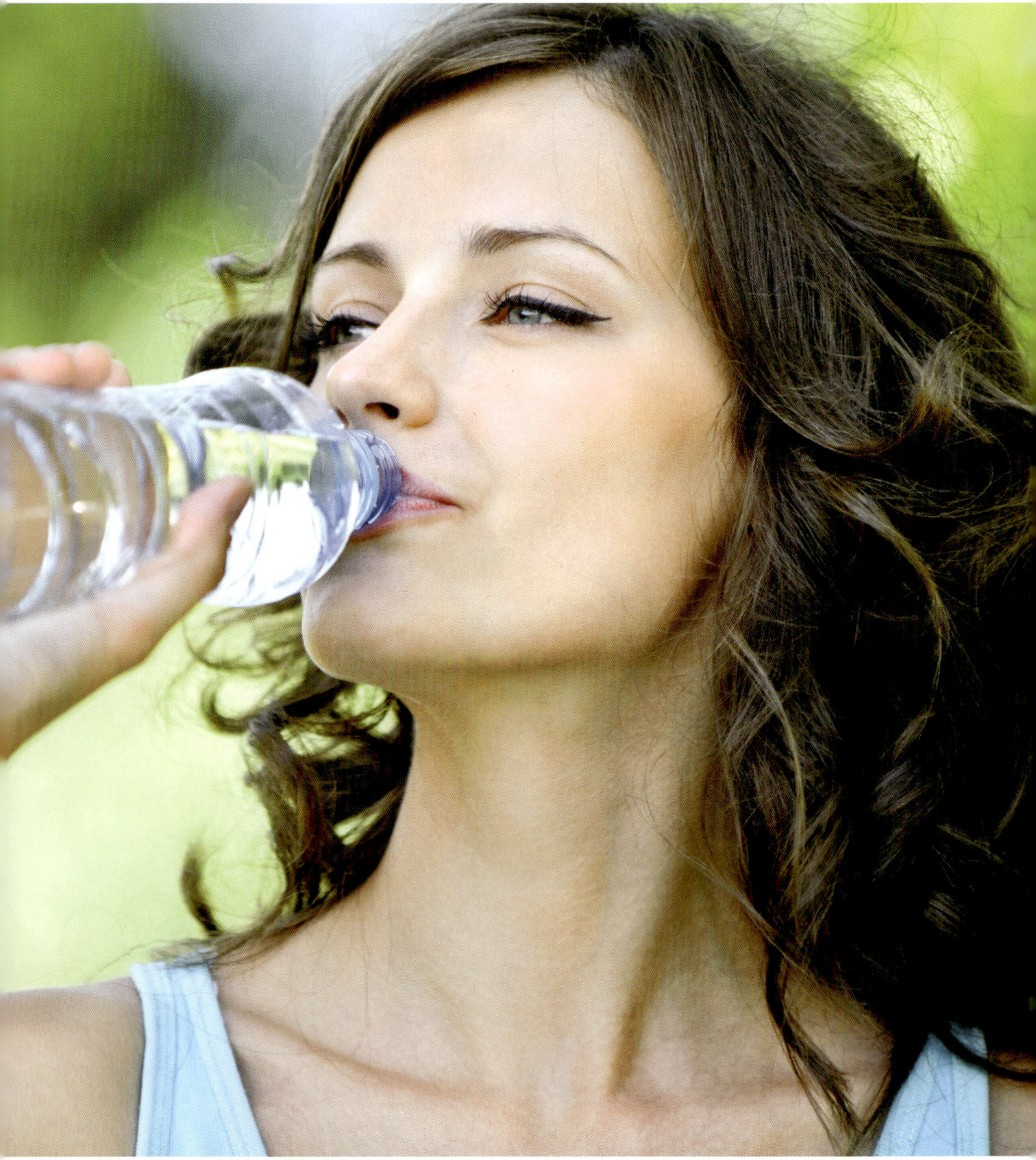

Trinken, trinken und nochmals trinken!

Unser Körper besteht zu 40 bis 80 % aus Wasser, abhängig vom Lebensalter, Geschlecht und Körperzusammensetzung. Auf Essen könnten wir gut und gerne einige Wochen verzichten, zumindest um zu überleben, je nachdem wie viele Reserven unser Körper angespart hat. Aber ohne Flüssigkeitszufuhr wird es schon nach ein bis zwei Tagen eng für uns. Wir scheiden das Wasser über die Blase aus, verlieren es aber auch über die Haut und die Atmung. Ein Durstgefühl tritt bereits ab einem Verlust von 0,5 % des Körperwassers ein. Ab einem Wasserverlust von zwei Prozent kommen Leistungsverlust und Kopfschmerz hinzu. Wir sollten es aber nicht erst zu einem Durstgefühl kommen lassen! Trinken ist lebensnotwendig. Trinken Sie am Tag ausreichend Flüssigkeit. Als Richtwert gilt 35 ml Flüssigkeit pro Kilogramm Körpergewicht. Ein 80 kg schwerer Mensch sollte demnach 2.800 ml trinken!

Aber achten Sie auf die richtigen Getränke, am besten kalorienfrei. Unsere kleinen Schlankmachergeheimnisse!

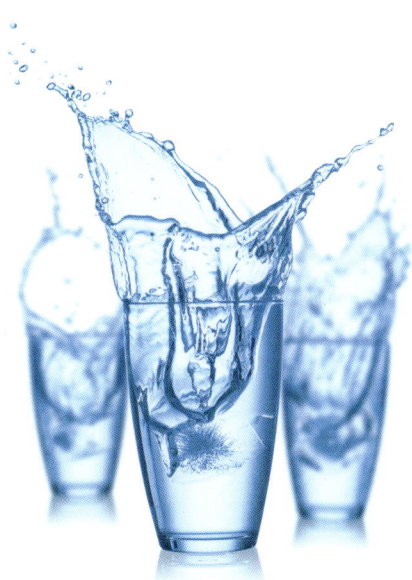

Das Geheimnis Wasser

Die Theorie hält sich hartnäckig, dass Wasser unseren Energieumsatz erhöhe. Leider kann das wissenschaftlich nicht ausreichend belegt werden, obwohl es Anzeichen dafür gibt. Sicherlich trägt Wasser dazu bei Gewicht zu verlieren, aber nur wenn es die gesüßten Getränke (Softdrinks, Fruchtsäfte) im Speiseplan ersetzt. Richtig ist jedoch, dass oft Hunger mit Durst verwechselt wird. Das bedeutet, dass wir eigentlich nur etwas trinken müssen und schon verflüchtigt sich der „kleine Hunger zwischendurch". Versuchen Sie es einmal – trinken Sie regelmäßig ein großes Glas Wasser am Tag und schauen Sie, ob der Hunger kommt.

Die bewusste Auswahl von Wasser mit einem hohen Anteil an Mineralstoffen kann zusätzlich einen wichtigen Beitrag zur Deckung unseres Mineralstoffbedarfes leisten. Ebenso reguliert Wasser den Säure-Basen-Haushalt mit, denn es wirkt basisch!!

Kurz gesagt, der Mensch hat sich über Millionen Jahre mit reinem Wasser zu dem entwickelt, was er heute ist. Somit sollten wir auch heutzutage unserem Körper das geben, wonach ihm „dürstet", auch wenn die Auswahl an Softdrinks und Säften groß ist! Hier könnten wir wieder die Frage stellen – gab es denn Cola und Co. schon in den Millionen Jahren, in denen wir uns als Mensch entwickelt haben? Und wir sind trotzdem gut geraten!

Es lebe die kleine asiatische Knolle!

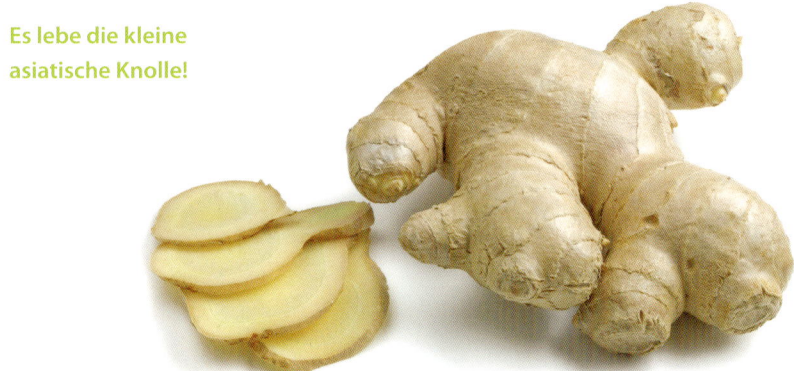

Das Plus zum Abnehmen – Ingwer in Getränken

Aber natürlich müssen wir nicht nur geschmacksneutrales Wasser trinken. Die Natur hat uns noch etwas Herrliches geschenkt, um aus Wasser ein leckeres Getränk zu zaubern: Ingwer! Entweder Ingwerscheiben in Mineralwasser geben und Sie haben ein köstliches Wellnessgetränk. Oder den Ingwer klein geschnitten mit heißem Wasser als Tee aufbrühen. Seit Jahrtausenden wird die Ingwerwurzel in der chinesischen Medizin als Heilmittel gegen Magenbeschwerden, Verdauungsschwierigkeiten, zur Stabilisierung der Gesundheit, zum Lindern von Schmerzen und zum Anregen des Stoffwechsels genutzt. Die milde Schärfe der Ingwerwurzel regt den Stoffwechsel deutlich an. Ein schneller arbeitender Stoffwechsel verbraucht auch mehr Energie. Es ist fast wie ein kleiner Spaziergang beim gemütlichen Teetrinken. Nutzen Sie diese Kraft und trinken Sie reichlich Ingwergetränke. Egal ob warm, als Eistee oder Mineralwasser-Mix. Natürlich gibt nicht nur die Schärfe Kraft. Auch die ätherischen Öle, Vitamine und Mineralien im Ingwer helfen uns unser Ziel zu erreichen! Ganz nebenbei sollten Sie Ingwer gern vermehrt beim Essen einsetzen.

Anzeige

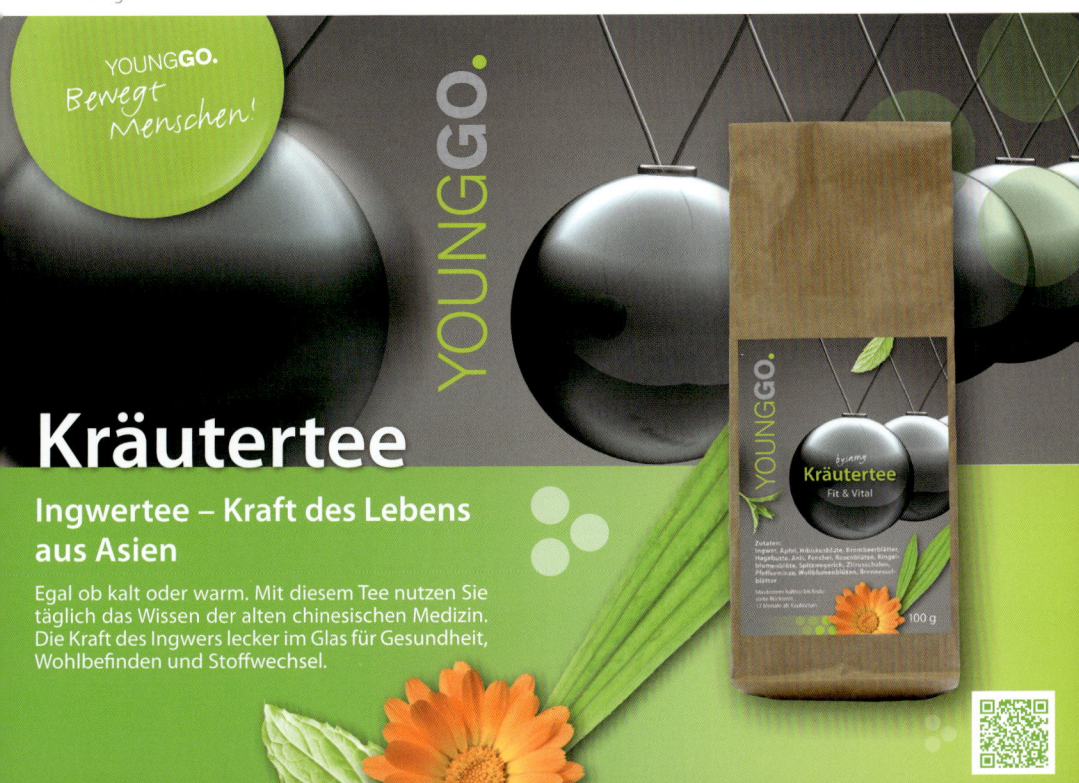

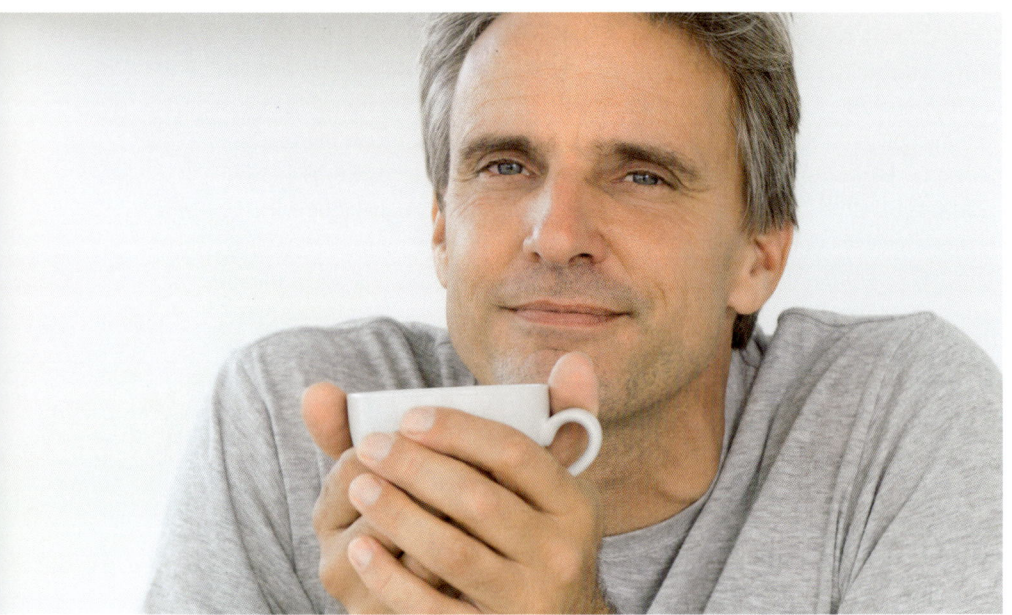

Muntermacher Koffein zugleich Fatburner?

Wir kennen das alle: So eine leckere große Tasse Kaffee am Morgen und wir starten munter in den Tag. Das Koffein in unserem Kaffee steigert unsere Herzfrequenz, erhöht die Aufmerksamkeit und senkt Müdigkeit, wir sind einfach konzentrierter. In der Sportbranche findet Koffein durch seine positive Wirkung auf die Ausdauerleistungsfähigkeit Einsatz. Koffein stimuliert unser Zentralnervensystem und aktiviert die Mechanismen zur Energiegewinnung aus dem Fettgewebe. Das klingt doch gut meinen Sie? An dieser Stelle müssen wir Sie leider enttäuschen. Es reicht jetzt nicht zwei bis vier Tassen Kaffee am Tag zu trinken, um das Koffein für uns arbeiten zu lassen. Ein Fettabbau ist nicht mit einer Fettverbrennung gleichzusetzen. Diese muss zusätzlich durch sportliche Aktivitäten in Gang gesetzt werden!

Das bedeutet, Koffein unterstützt zwar die Freisetzung von Fett aus den Fettzellen, aber verbrannt wird das dann noch nicht – hierfür muss dann wieder die Bewegung folgen! Dann läuft die Fettverbrennung aber umso effektiver!

Also: Vor dem Training, zum Beispiel mit dem YoungGo Bewegungsverstärker, eine Tasse Kaffee oder Koffein aus einer anderen Quelle und die Fettverbrennung kann losgehen.

Koffein wird außerdem eine „wassertreibende" Wirkung nachgesagt, welche den Verlust wertvoller Mineralstoffe nach sich ziehen soll. Doch hier ist unser Körper mit Kompensationsmechanismen ausgestattet, die einen moderaten Genuss von bis zu vier Tassen pro Tag (entspricht einer Menge von ca. 350 mg Koffein) ausgleichen können. Kaffee kann also auch zur Menge der täglichen empfohlenen Flüssigkeitszufuhr gezählt werden. Aber Achtung: Nur schwarzer Kaffee ist kalorienfrei! Zusätzlich Milch und Zucker bringen Extrakalorien, die wahrscheinlich mehr ins Gewicht fallen als Koffein durch seine fettabbauende Wirkung zur Verbrennung liefern kann.

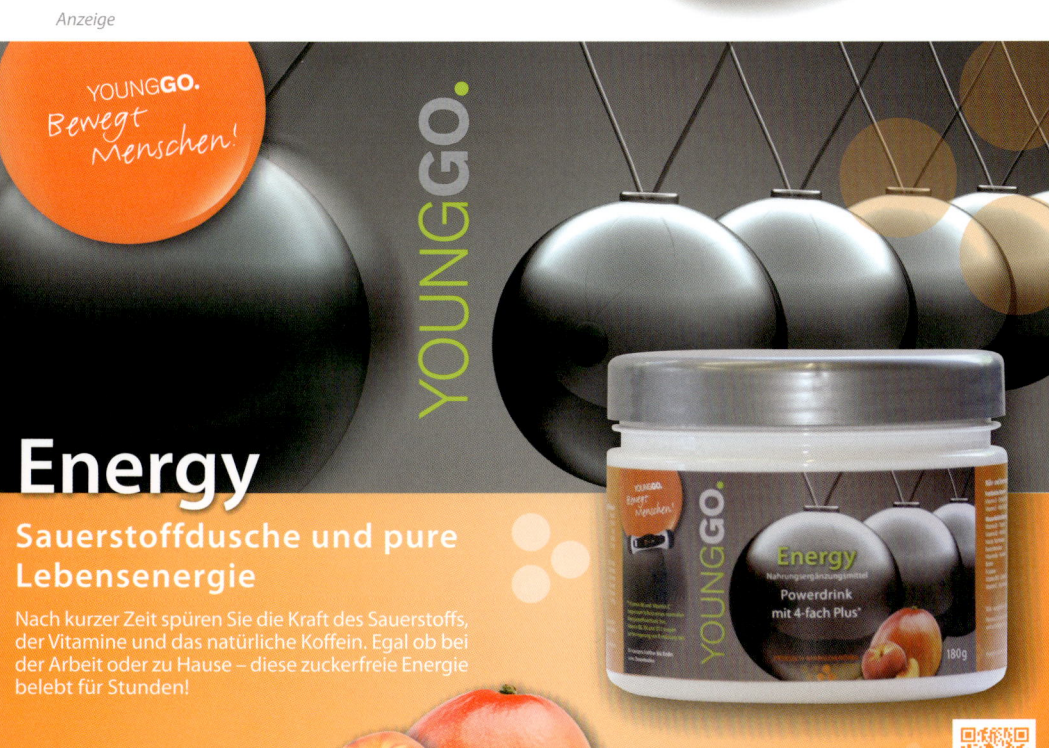

Milch ist kein Getränk

Viele unter uns zählen die am Tag getrunkene Milch zur aufgenommenen Flüssigkeitsmenge. Das ist aber nicht ganz korrekt. Nur weil Milch flüssig ist, zählt sie leider nicht zu Getränken und darf schon gar nicht zur gesamten täglichen Trinkmenge gerechnet werden. Auch Milch wird wegen ihrer Nährstoffe zu den Lebensmitteln gezählt. Sie liefert uns wertvolle Inhaltsstoffe wie Proteine, Vitamine und Mineralstoffe, abhängig von Fettgehalt sogar auch eine Menge an Kalorien. Schon die 1,5 %-Milch liefert pro Liter 500 kcal. Das ist ein Viertel des Tagesbedarfs an Energie. Und das nur, wenn wir nicht abnehmen wollen. Ernährungswissenschaftlich ausgedrückt wird die Milch nicht getrunken, sondern konsumiert. Sie ist ein Lebensmittel wie andere Milchprodukte auch.

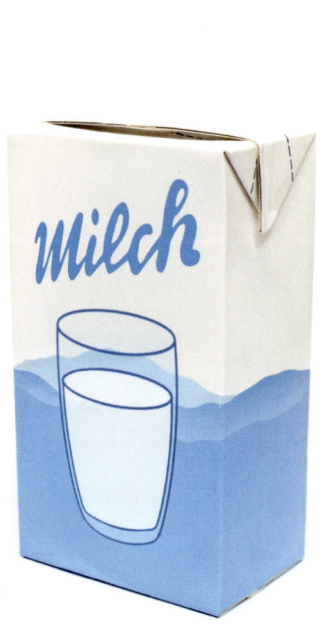

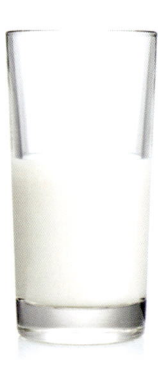

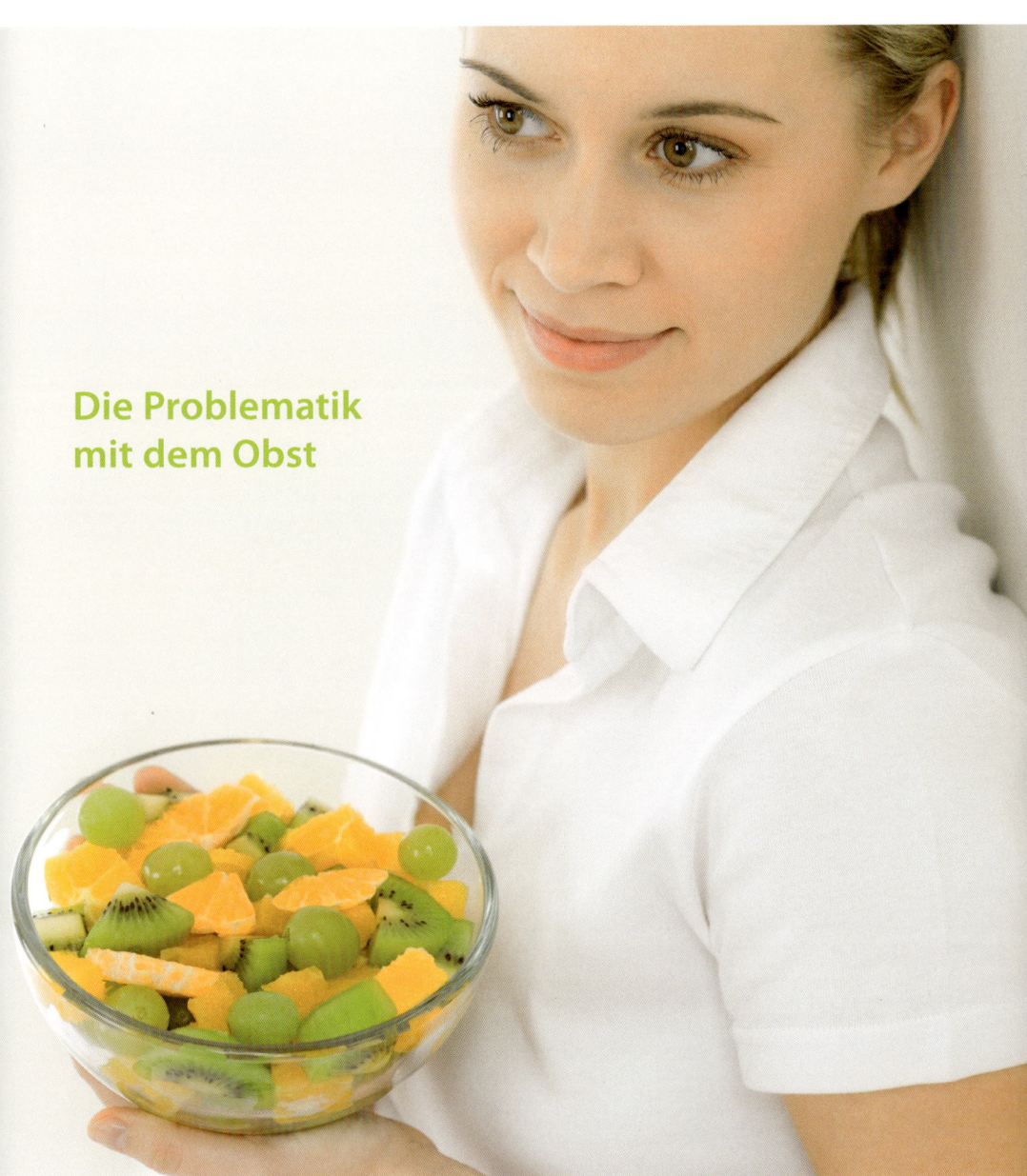

Die Problematik mit dem Obst

Sie dachten Obst sei gesund? Ist es, in gewissen Mengen, im Grunde genommen auch. Definitiv ist Obst ein gesunder Ersatz zu Schokolade und anderen Süßigkeiten. Betrachten wir aber nur mal die Süße des Obstes: den Fruchtzucker (Fruktose). Dieser ist in den letzten Jahren in den Verruf gekommen. Es wird häufig gesagt, der fruchteigene Zucker ist gesund und löst keine Insulinreaktion aus, aber das stimmt nur bedingt. Der Fruchtzucker liefert genau so viele Kalorien wie unser „normaler" Zucker. Kein Nährstoff der Welt wird so schnell im Körper zu Fett umgewandelt wie dieser angeblich gesunde fruchteigene Zucker. Jede Kalorie gelangt aus dem Darm in die Leber und wird dort schneller als Haushaltszucker, entweder zu Zucker selber oder Fett, verarbeitet. Nur tritt die Insulinreaktion verzögert ein. Der Fruchtzucker hat dazu noch negative Auswirkungen auf die Blutfette und die Leber kann verfetten. Nebenbei können gefährdete Menschen sogar einen Gichtanfall von zu viel Fruchtzucker bekommen. In der Summe hat dieser Zucker genau die gleichen Auswirkungen

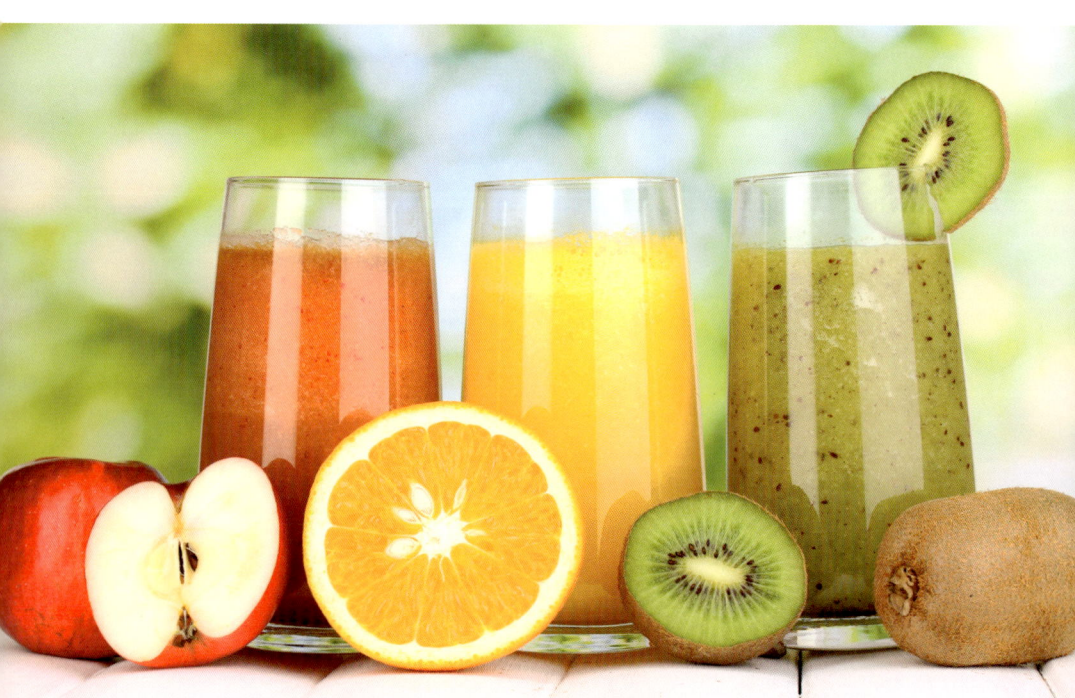

in unserem Körper wie Alkohol – nur das Rauschgefühl im Kopf bleibt aus. Für uns bedeutet das: Bitte essen Sie keinen isolierten Fruchtzucker! Den gibt es in Supermärkten als angeblich gesunde Süße oder für „Diabetiker geeignet" zu kaufen. Auch in manchen Nahrungsergänzungsmitteln ist dieser Zucker als Trägerstoff enthalten – Hände weg davon!!

Wissenschaftlich belegt ist im Übrigen, dass Fruktose ein vom Fettgewebe ausgeschüttetes Hormon unwirksam macht, welches für die Appetitregulation im Gehirn wichtig ist. Wir essen Obst und werden einfach nicht satt, greifen zum nächsten süßen Obst und essen irgendwie ständig ohne Wohlfühleffekt. Ist ja aber nicht so schlimm – denn Obst ist ja gesund. Nein! Zu viel Obst macht dick! Auch die Deutsche Gesellschaft für Ernährung sagt: „Fünf Mal Obst und Gemüse am Tag – aber höchsten zwei Mal Obst davon."
Gerade Fruktose kann zudem bei der Verdauung zu Problemen führen, besonders wenn eine Fruktose-Unverträglichkeit vorliegt. Unverdauter Fruchtzucker gelangt in den Dickdarm, wo er durch unsere Darmflora verdaut wird. Die Folge der dabei entstehenden Gase kennen wir alle – unangenehme Blähungen!
Achtung: Getrocknete Früchte enthalten auf die Menge gesehen noch mehr Fruchtzucker, da der Wasserentzug während der Trocknung der Früchte zu einer Aufkonzentrierung der Inhaltsstoffe führte. Das sind sozusagen Süßigkeiten – so ehrlich müssen wir zu uns sein!

KURZ UND KNAPP.

Allen bekannt: „Fünf am Tag". Zwei Portionen Obst am Tag, der Rest sollte Gemüse sein, egal welches.
Bitte Vorsicht bei isolierter Fruktose aus Supermärkten. Reine Fruktose hat die gleichen Auswirkungen im Körper wie Alkohol: Fettleber, Gicht, Diabetes und schlechte Blutfette drohen! Nutzen Sie KEINEN reinen Fruchtzucker! Die Natur schenkt uns ja den Apfel und nichtden Fruchtzucker pur darin.

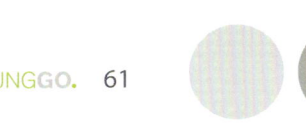

Fruchtsaft – mehr Schein als Sein

Leider ersetzt ein Glas Fruchtsaft kein frisches Obst, denn das Beste wurde einfach weggepresst. So viel, wie an schnellen Kohlenhydraten drinnen steckt, so wenig Proteine und wichtige Mineralstoffe sind enthalten, dafür viele Kalorien. Die in den ganzen Früchten vorhandenen Ballaststoffe und guten Schalenanteile sind weg – übrig bleibt nur der pure und konzentrierte fruchteigene Zucker. Pro Glas sind das über 20 Gramm purer Zucker oder ca. acht Stück Würfelzucker! Auch wenn auf der Verpackung steht: „Ohne Zuckerzusatz". Und dieser fruchteigene Zucker ist nichts anderes als der reine Insulinkick ohne Sättigung! Die Kalorien aus Säften sind somit immer Zusatz zum normalen Essen.

Zudem enthält Fruchtsaft zu viele Säuren, die auch unsere Zähne angreifen. Der zu hohe Säure- und Fruchtzuckergehalt kann zu Defiziten im Mineralstoffhaushalt führen, da unser Körper den Säureanteil ausgleichen möchte (Säure-Basen-Haushalt).

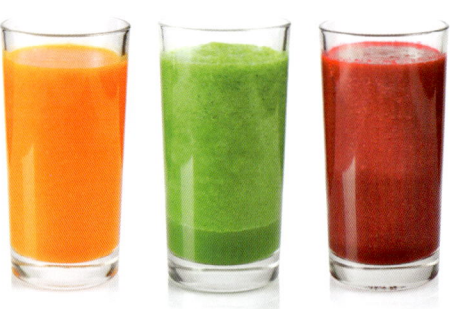

Um einmal Obst und Fruchtsaftgetränke etwas aus dem Schatten des bösen Fruchtzuckers zu holen, sollten wir die wertvollen Inhaltsstoffe des frischen Obstes nicht außer Acht lassen. Dieses enthält das volle Spektrum an Vitaminen, Mineralstoffen, gesundheitsfördernden sekundären Pflanzen- sowie Ballaststoffen und hat einen geringen Energiegehalt.

Die Tabelle zeigt Ihnen verschiedene Obstsorten mit ihren Fruchtzuckergehalten. Vielleicht entdecken Sie Ihr neues Lieblingsobst, aber mit weniger Fruchtzucker, als Ihr bisheriges. Wollen Sie dennoch nicht ganz auf Fruchtsaft verzichten? Dann greifen Sie doch auf Direktsäfte zurück oder pressen sich Ihre Säfte selber. Diese sind hinsichtlich ihres Geschmackes und der Inhaltsstoffe am wertvollsten. Oder mixen Sie sich eine leckere Saftschorle, am besten im Saft-Wasser-Verhältnis 1:5.

Obstsorte	Fruchtzucker pro 100 g
	< 1 g / 100 g
Papaya	0,3
Honigmelone	0,6
Aprikose	0,8
Limette	0,8
	1 – 4 g / 100 g
Pfirsich	1,2
Mandarine	1,3
Brombeere	1,4
Himbeere	2,1
Erdbeere	2,2
Grapefruit	2,5
Ananas	2,6
Wassermelone	2,9
Banane	3,6
Johannisbeere	3,8
	> 4 g / 100 g
Stachelbeere	4,0
Kiwi	4,4
Sauerkirsche/Süßkirsche	4,7/6,1
Apfel	5,7
Birne	6,8
Weintraube/Rosine	7,6/32,8
Dattel	31,3

Also bitte: Vorsicht mit Säften und purem Fruchtzucker aus dem Supermarkt! Und mit Hinblick auf unsere Energiebilanz lieber frische Früchte verzehren. Und als Sattmacher lieber öfter auf rohes Gemüse zurückgreifen. Dieses liefert gegenüber Obst kaum Kalorien und enthält meist deutlich weniger Fruchtzucker. Ihre Zähne und Ihr Körpergewicht werden es Ihnen danken.

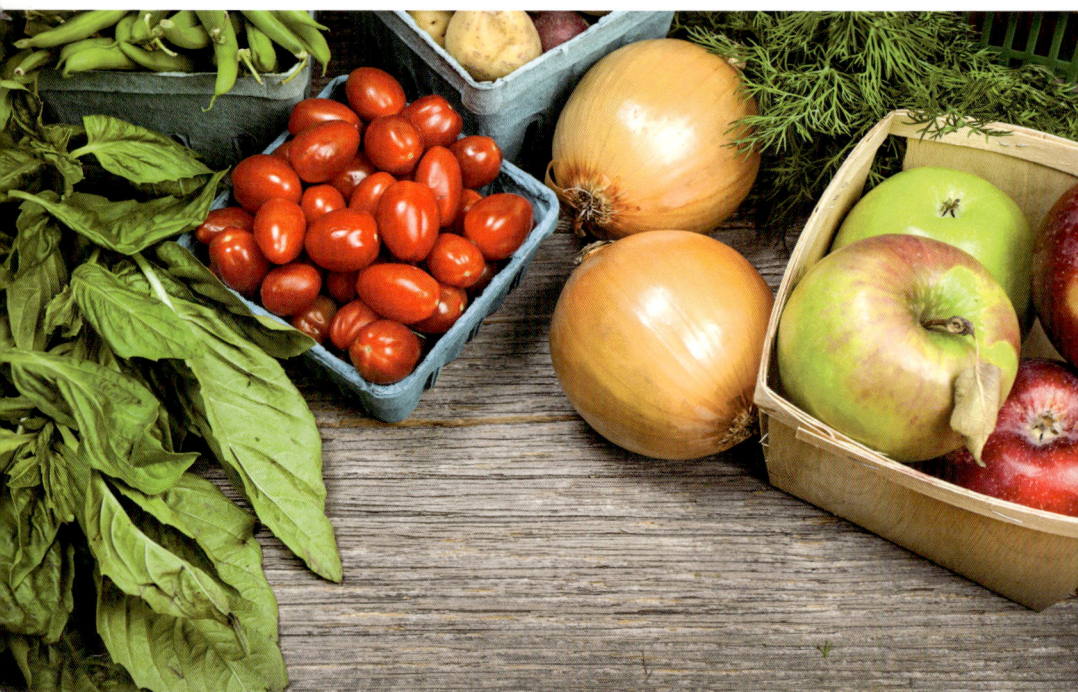

Exkurs: Nährstoffgehalt in Obst und Gemüse – weniger als früher!?

Sie haben sicher schon oft gehört, dass unser heutiges Obst und Gemüse weniger Nährstoffe wie Vitamine und sekundäre Pflanzenstoffe enthält! Nur – stimmt das wirklich? Ein Apfel ist doch immer noch ein Apfel – genauso groß und lecker wie eh und je. Nein, sogar noch süßer als früher! Schauen wir uns die Tatsachen doch einmal an.

Zu Zeiten unserer Urgroßeltern ist das Obst und Gemüse noch regional gewachsen und wurde reif geerntet. Von hier war es nicht weit bis auf unseren Tisch. Damals aßen die Menschen also frische, regionale Produkte und auch nur zu den Zeiten, in denen diese Pflanzen wuchsen. Erdbeeren im Dezember? Fehlanzeige!

Gut, das wussten wir ja schon, aber was häufig vergessen wird: Auf welchem Boden sind die Pflanzen denn gewachsen?

In der guten alten Landwirtschaft waren die Böden noch naturbelassen. Der Ertrag auf dem Feld wurde vom Bauern durch Düngen mit Mist oder anderen organischen Düngern gesteigert. Auch gab es eine intelligente Fruchtfolge. Niemals wurde auf einem Feld immer die gleiche Pflanze angebaut. Das laugt sonst den Boden aus, denn jede Pflanze benötigt andere Nährstoffe, um alle Inhaltsstoffe zu bilden. Vor allem benötigen unsere Pflanzen über 30 Nährstoffe, um alle Vitamine und weitere Vitalstoffe voll auszubilden. Eben die reine Natur. Dann wurde durch findige Agrarwissenschaftler entdeckt, dass jede Pflanze nur drei Nährstoffe (Stickstoff, Phosphor und Kalium) benötigt, um groß und dick zu werden. Und das war wichtig. Mit diesen drei Nährstoffen konnten wir den Ertrag pro Hektar Land deutlich steigern und somit mehr Geld verdienen. Und diese drei Nährstoffe können wir ganz leicht durch anorganischen Industriedünger in den Boden bringen. So dann auch geschehen und bis heute normal. Wir düngen fleißig mit den wichtigsten drei Nährstoffen zum Wachsen, mehr aber auch nicht. Kostet ja Geld! Es fehlen also alle weiteren Nährstoffe für die Pflanze: Sie hungert und nimmt dennoch an Masse zu.

Das Ergebnis? Die Pflanze wächst, bildet reichlich Früchte und Gemüse, wird groß, dick und wir ernten viel. Aber die Pflanze hat kaum Nährstoffe, um Vitamine und sekundäre Pflanzenstoffe auszubilden! Und schon geht der Gesundheitswert unseres Obsts und Gemüses zurück.

Kurz gesagt, unsere Pflanzen leben auf Fast Food-Nahrung. Sie werden groß und rund, aber nicht gesund! Kennen wir bereits beim Menschen. Dazu noch die unreife Ernte und tausende Kilometer Transportweg. Was bleibt da noch? Genau, die Hülle des Apfels mit viel Fruchtzucker, einigen Ballaststoffen, aber mit deutlich weniger Vitaminen und sekundären Pflanzenstoffen als früher. Unsere Urgroßeltern hatten es da noch besser.

Aus diesem Grund leiden wir heute häufig an einem Mangel im Überfluss. Wir essen natürlich Obst und Gemüse, aber dieses hat nicht mehr den Nährwert von früher.

Und aus diesem Grund macht eine gezielte Nahrungsergänzung mit hochwertigen Produkten eben doch Sinn.

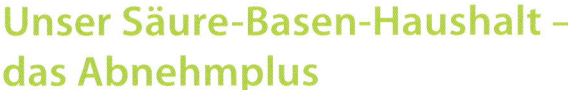

Unser Säure-Basen-Haushalt – das Abnehmplus

Normalerweise funktioniert unser Säure-Basen-Haushalt reibungslos. Das ist vor allem für die Regulation unseres Mineralstoffhaushaltes wichtig. Nur oft haben wir zu viele Säuren im Körper. Aber woher stammen diese eigentlich? Die Bildung von Säuren ist ein ganz normaler Vorgang, der jeden Tag passiert. Beispielsweise bilden wir bei anstrengenden Bewegungen Milchsäure (Laktat), in Softdrinks haben wir Phosphorsäure, in Kaffee und Tee Gerbsäuren. Und auch bei der Verdauung entstehen diese immer wieder. Manche Lebensmittel – vor allem die industriell verarbeiteten – enthalten sehr viele davon. Und ja, beim Abbau von Eiweiß entstehen auch Säuren. Diese müssen wir mit basischen Lebensmitteln abpuffern!

Basisch wirken vor allem alle Gemüsesorten, Obst und bestimmte Getreide-sorten.

Die Niere gibt bei hoher Säureflut durch falsche Ernährung ihr Bestes, um einer Übersäuerung entgegenzuwirken. Sie versucht diese abzupuffern, indem viele Mineralien aus den Knochen und anderen Speichern frei gesetzt werden. Denn Mineralien wirken basisch. Unter diesen Bedingungen werden leider auch Mineralstoffe, vor allem Magnesium und Kalzium, mit ausgeschieden. Gerade Magnesium und Kalzium sind wichtig für die Herzleistung, Muskeltätigkeit und allgemeine Leistungsfähigkeit.

Eine zu hohe Säurelast wirkt sich also langfristig ungünstig auf die Gesundheit und Leistungsfähigkeit aus. Aber damit nicht genug! Gerade wenn wir Fett abbauen wollen, bremsen zu viele Säuren im Körper den Erfolg.

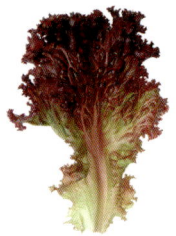 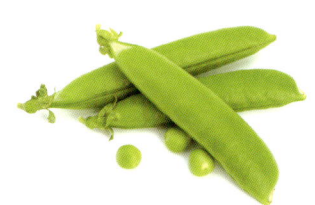 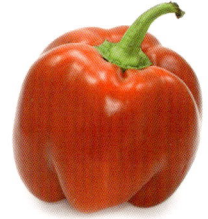

Alle Verdauungsprozesse im Körper werden durch sogenannte Enzyme unterstützt. Ohne diese Helfer könnten wir überhaupt keine Energie aus der Nahrung gewinnen. Nur gerade die fettabbauenden Enzyme arbeiten deutlich schlechter bei einer Übersäuerung! Das Geheimnis zur optimalen Fettverbrennung lautet also: den Körper basisch, durch reichlich frisches Gemüse, Hülsenfrüchte, Salate und Obst einzustellen. Und als Extrakick ein gutes basisches Mineralienprodukt als Unterstützer für Ihren Erfolg! Nichts wirkt basischer als Mineralien.

Aber nur in Kombination mit dem richtigen Essen, basischen Mineraliengetränken und der gezielten Bewegung werden Sie auch erfolgreich abnehmen und Ihr Gewicht dauerhaft halten.

Aber nun genug der Theorie – auf geht es in den Praxisteil mit Yo-You! Auf in ein neues, leichtes und beschwingtes Leben!

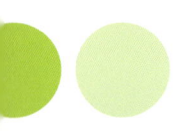

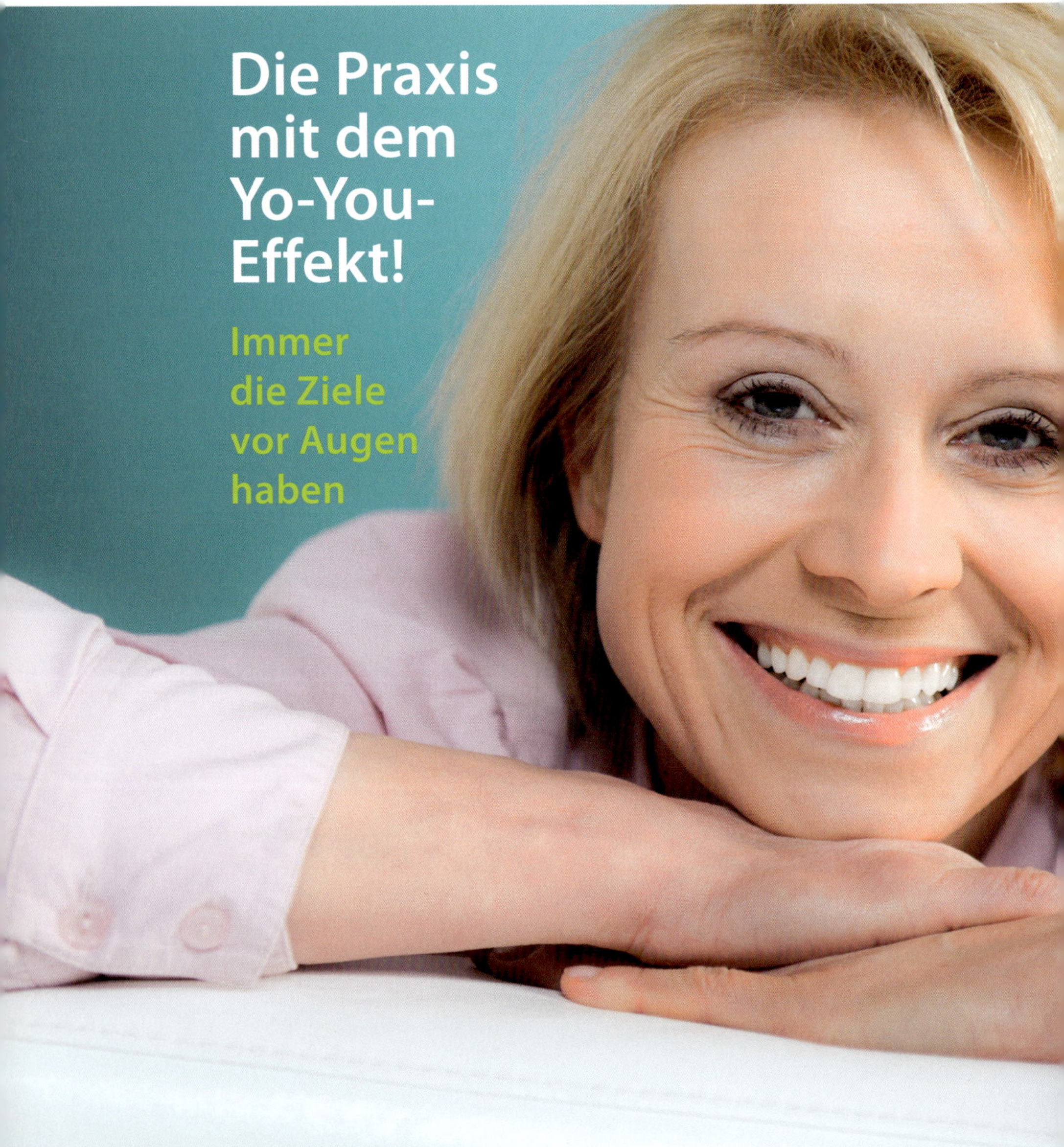

Die Praxis mit dem Yo-You-Effekt!

Immer die Ziele vor Augen haben

Jetzt haben wir Ihnen wichtige Hintergründe für ein glückliches, leichteres Leben nähergebracht. Das Yo-You-Erfolgsprogramm ist DIE Kur für Körper und Geist. Wenn Sie sich an die folgenden kleinen Regeln halten, kann gar nichts schief gehen und Sie werden einfach genussvoll abnehmen! Ihr Antrieb und täglicher Energielevel ist ganz nebenbei gleich mit erhöht. Die Glückshormone werden nur so sprudeln und das Lächeln kommt von alleine auf Ihr Gesicht! Durch die zusätzliche Bewegung bauen Sie auch noch mit viel Freude nachhaltig Muskeln auf und straffen alle Gewebe im Körper. Ihr biologisches Alter wird zurückgehen – das wird Ihre individuelle Diagnostik bei einem unserer Young-Go Partner zeigen. Sie werden es spüren und im Spiegel sehen! Jeden Tag! Aber um all das zu erreichen, müssen Sie sich jetzt entscheiden, den Weg auch zu gehen! Wir zeigen Ihnen die Tür und halten diese jederzeit für Sie offen. Wir stehen Ihnen motivierend zur Seite. Also gehen Sie hindurch und erleben Sie Ihr neues Körpergefühl und ein leichteres Leben!

Aber Vorsicht: Nebenwirkungen!
Nun müssen wir Sie aber nochmals auf die möglichen Nebenwirkungen des Yo-You-Erfolgsprogrammes hinweisen. Wenn Sie es nicht ertragen können, erfolgreich und mit Spaß abzunehmen, Sie ein griesgrämiger Mensch sind und das lieben oder einfach keine Lust auf gute Laune haben, wird dringend von unserem Erfolgsprogramm abgeraten!!

KURZ UND KNAPP.

Die Praxis kann beginnen. Halten Sie immer Ihr Ziel vor Augen! Betrachten Sie schon heute Ihren Erfolg im Spiegel. Lassen Sie sich niemals von diesem Weg abbringen. Ihnen wird es gut gehen! Richtig gut! Schauen Sie jederzeit in dieses Buch oder auf die Internetseite www.younggo.info/yoyou. Viel Spaß beim Abnehmen mit Genuss, Spaß und nachhaltigem Erfolg!

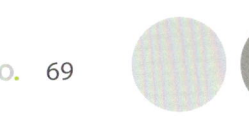

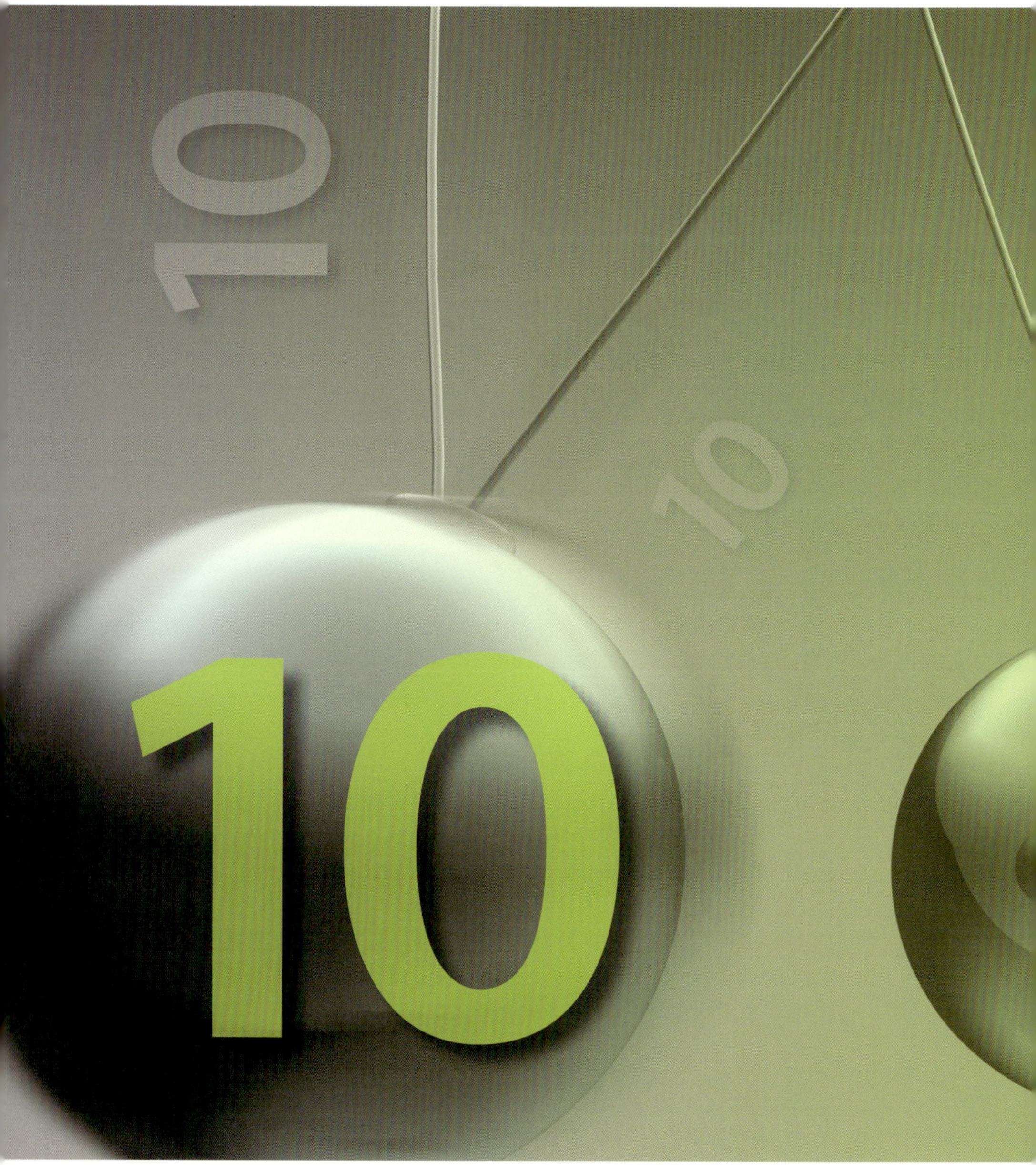

10
10
10

Unsere 10 YoungGoldenen Regeln

Wir wollen die Reise ja nicht starten, bevor wir Ihnen nicht die wertvollen Grundlagen sowie Tipps und Tricks für den Alltag mitgegeben haben. Lassen Sie diese zehn Regeln in den nächsten Wochen Ihre absolute Grundlage werden. Dann werden Sie erfolgreich sein!

→ **1.** Selbstgemachter probiotischer Joghurt ist die Basis Ihres Erfolges. Essen Sie diesen täglich!

→ **2.** Essen Sie viel Eiweiß zu jeder Mahlzeit! Das hält satt und macht gute Laune!

→ **3.** Essen Sie höchstens drei Mahlzeiten am Tag – ohne Zwischenmahlzeiten und Snacks!

→ **4.** Essen Sie abends gar keine Kohlenhydrate – aber viel Eiweiß und Gemüse!

→ **5.** Essen Sie LEBENSmittel! Essen Sie bitte nur gering verarbeitete Produkte und keine Industrienahrung. Gemüse, Obst, gutes unverarbeitetes Fleisch und Fisch, Käse und wenn dann Vollkorngetreide. Aber keine Würste, Paniertes, Frittiertes, Cerealien und Co. Einfach das, was Mutter Natur uns schenkt. Schauen Sie doch in unsere Lebensmitteltabelle auf Seite 85!

→ **6.** Essen Sie zu den Mahlzeiten reichlich Gemüse – gerne roh! Das macht satt, fit und schlank!

→ **7.** Vermeiden Sie alle schnellen Kohlenhydrate, vor allem Zucker, Weißmehl und Alkohol!

→ **8.** Trinken Sie viel – am besten Wasser und frisch aufgebrühten Ingwertee, ungesüßt – so viel Sie möchten! Ein paar Tropfen Süßstoff sind jedoch erlaubt!

→ **9.** Bewegen Sie sich regelmäßig. Idealerweise dreimal in der Woche. Der YoungGo Bewegungsverstärker unterstützt Sie dabei!

→**10.** Lächeln Sie so oft Sie können!

Kleine Alltagstipps

- Butter oder Margarine? Weder noch! Nutzen Sie besser Frischkäse! Dieser hat nur ein Viertel der Kalorien und schmeckt genauso gut. Gern auch mit Kräutern oder anderen Leckereien – seien Sie kreativ!
- Anstelle von Zucker können Sie Erythritol nutzen – dieser schmeckt wie Zucker, hat das gleiche Volumen, aber dafür keine Kalorien! Und das Beste: Er ist völlig natürlich, denn dieser „Zucker" kommt auch in Früchten und Champignons vor.
- Nutzen Sie die Kraft der Chillis – und alle anderen „Scharfmacher". Die Inhaltsstoffe kurbeln Ihren Stoffwechsel an und machen zudem noch viel stärker glücklich als Schokolade. Bauen Sie Chilli, Pfeffer, Ingwer, Kardamon und Co. überall mit ein.
- Wenn Wasser zu langweilig wird – schneiden Sie einfach eine Limette klein und ein paar Ingwerstückchen dazu! Der selbstkreierte Wellnessdrink schmeckt gut und kurbelt den Stoffwechsel an!
- Oder variieren Sie mit leckerem frisch aufgebrühtem Ingwertee Ihre Getränkeauswahl. Egal ob warm oder kalt.
- Kaffee schwarz bzw. das Koffein darin ist ein wahrer Stoffwechselbeschleuniger. Diesen dürfen Sie also gern trinken.
- Backen Sie gerne? Dann ersetzen Sie doch einen Teil des Mehles durch Eiweiß! Ein Drittel des Mehles – damit funktionieren viele Rezepte ohne Probleme. Sie benötigen dann nur etwas mehr Flüssigkeit!
- Zusatztipp: Machen Sie einen Ölwechsel! Wechseln Sie von Fischöl auf optimal dosiertes und für den Körper am besten zu nutzendes Krillöl.

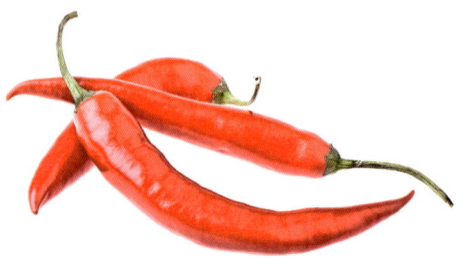 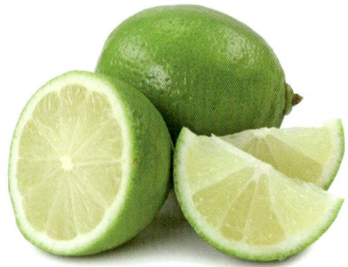

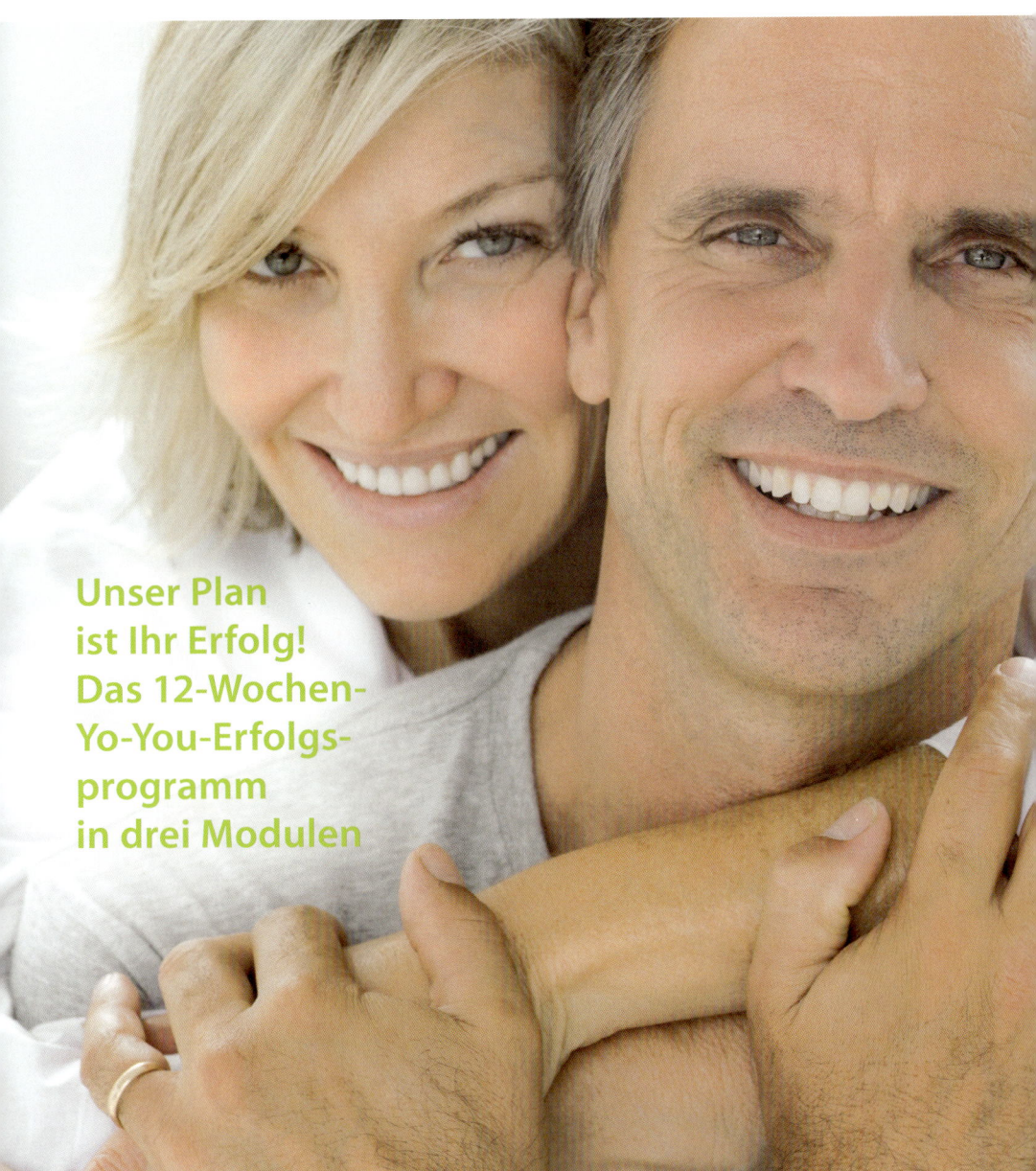

**Unser Plan
ist Ihr Erfolg!
Das 12-Wochen-
Yo-You-Erfolgs-
programm
in drei Modulen**

Nach der grauen Theorie geht es nun wirklich los. Hier finden Sie unsere drei Erfolgspläne, mit denen Sie sicher Ihr Ziel erreichen. Sie entscheiden nun, wie viel sie erreichen werden – wählen Sie einfach eines der Module!
Leben Sie Yo-You!

• Modul 1: 2 – 4 Kilogramm abnehmen   Seite 76
• Modul 2: 4 – 8 Kilogramm abnehmen oder   Seite 79
• Modul 3: Mehr als 8 Kilogramm abnehmen   Seite 82

Wichtig bei allen Plänen ist: Alles kann, aber nichts muss! Sie können gern von einem Modul in das andere wechseln oder innerhalb der einzelnen Module auch stärker oder schwächer arbeiten. Alles ist möglich, je nachdem wie sehr Ihre Motivation bei der Durchführung steigt! Und sie wird steigen! Spüren Sie, wie sich Ihr Wohlbefinden zum Positiven hin verändert!

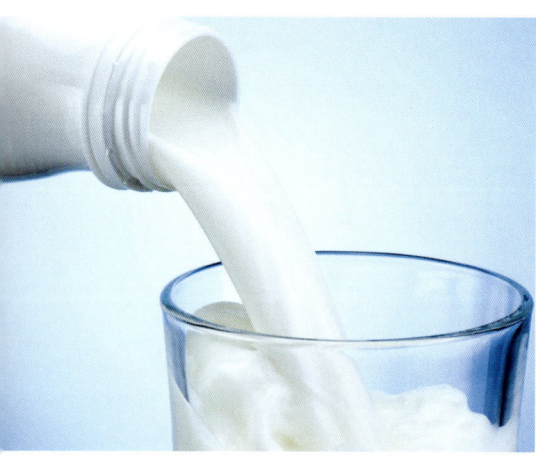

Zuerst das Wichtigste – die Joghurt-Zubereitung

Die Zubereitung Ihres eigenen probiotischen Joghurts ist wirklich kinderleicht und (fast) überall möglich! Sie benötigen nur noch probiotische Kulturen, Inulin als Nährstoff für diese Kulturen, CLA, einen Yogurt Bereiter und viel Milch! Durch die eigene Zubereitung ist er immer frisch, hoch effektiv, sicher, ohne Zusätze und schmeckt einfach gut! Die pure Natur, die schlank macht!

Nehmen Sie einfach einen Liter H-Milch Ihres Geschmacks – egal ob 1,5 % Fett oder 3,5 % Fett. Gern auch Sojamilch oder andere Sorten – eben wie Sie möchten! Aber bitte wirklich H-Milch, keine Frischmilch, hier wachsen die Bakterien am besten.

Die zimmerwarme Milch geben Sie in den Innenbehälter des Yogurt Bereiters. Geben Sie die entsprechenden Joghurtzutaten langsam unter ständigem Rühren mit einem Schneebesen in die Milch. Nun stellen Sie diesen Ansatz für circa acht bis zehn Stunden in den Yogurt Bereiter. Bitte lassen Sie während der Reifezeit den Bereiter ruhig stehen und öffnen Sie diesen nicht. Die kleinen Heinzelmännchen mögen keine Störung beim Wachsen.

Nun ist der Joghurt quasi schon fertig. Jetzt stellen Sie einfach den Innenbehälter in den Kühlschrank. Theoretisch hält der Joghurt jetzt mindestens zehn Tage, praktisch wird er vorher garantiert schon weggeschlemmt sein!

Anzeige

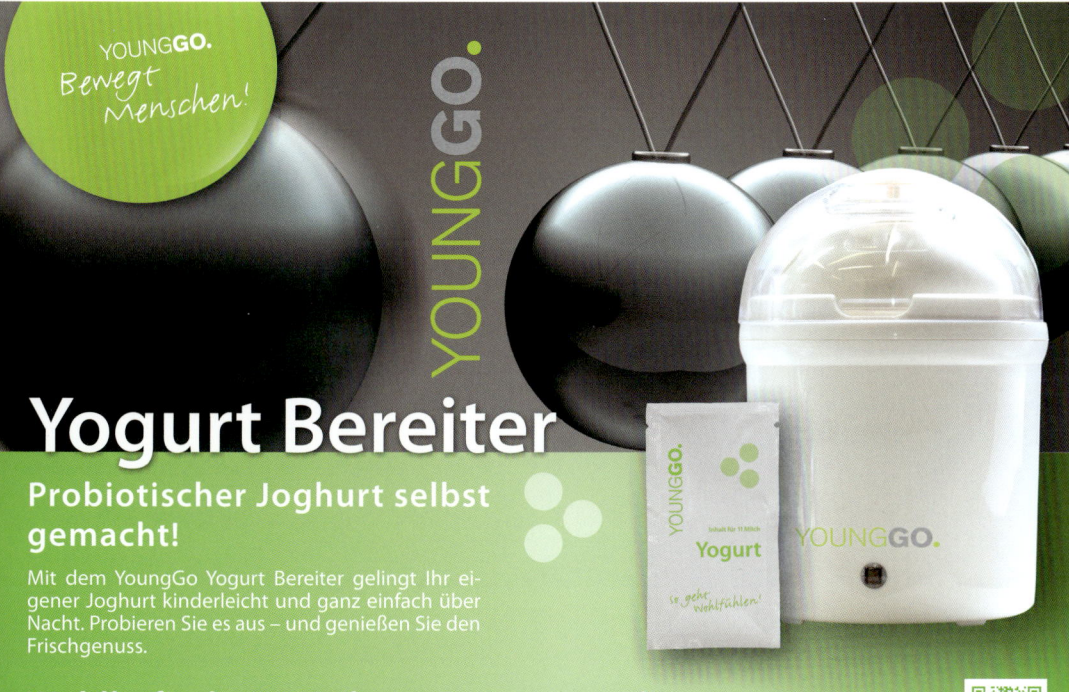

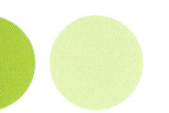

→ Modul 1: 2 – 4 kg abnehmen!

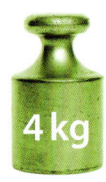

Sie wollen innerhalb von 12 Wochen 2 bis 4 kg Körpergewicht abnehmen? Dann gilt für Sie der folgende ganz einfache Erfolgsplan:

- Essen Sie bitte täglich am Morgen ca. 100 – 150 g Ihres leckeren selbstgemachten probiotischen Joghurts zum Frühstück. Dies ist in jeder Form möglich – pur, mit Früchten oder mit einem zuckerfreien Müsli bzw. Haferflocken. Als Tipp für noch mehr Erfolg:
  - Rühren Sie in den Joghurt noch etwas reines Eiweißpulver ein (ca. ½ bis 1 Messlöffel) und essen bei Bedarf dazu nur noch etwas Gemüse! Sie sind satt, glücklich und der Stoffwechsel fährt hoch!
- Zur Stoffwechselaktivierung Trockenextrakte aus Chilischoten verzehren.
- Essen Sie bitte nur drei Mahlzeiten am Tag – dazwischen wirklich nichts! Am besten wählen Sie zu den Mahlzeiten einfach Lebensmittel aus der Tabelle auf Seite 85 und zaubern daraus etwas! Egal wie und egal was, Hauptsache eiweißreich! Einfacher geht es nicht! Über den Eiweißgehalt verschiedener Lebensmittel informiert Sie die Tabelle auf Seite 33.
- Dazu ein Glas basisches Mineraliengetränk am Abend und natürlich so oft Sie wollen leckeren Ingwertee.
- Ansonsten brauchen Sie an Ihrem Ernährungsverhalten nichts zu ändern!
- Zusätzlich können Sie sich natürlich an unsere YoungGoldenen Regeln halten, um noch mehr zu erreichen!

Mehr müssen Sie tatsächlich nicht tun, um in den nächsten 12 Wochen 2 bis 4 kg abnehmen zu können. Leichter geht es also nicht! Und der Erfolg ist Ihnen sicher! Sie werden spüren wie gut Ihnen selbst diese kleinen Änderungen tun werden. Vor allem das Weglassen von Snacks zwischendurch kurbelt den Stoffwechsel so richtig an. Denn nur in den Pausen kann der Körper Fett verbrennen! Genießen Sie also das Gefühl das Körperfett jetzt loszuwerden.

Auf Seite 108 können Sie direkt Ihren Abnehmerfolg in Ihrem persönlichen Messprotokoll dokumentieren und kontrollieren. So haben Sie immer alles im Überblick.

Und falls Sie doch mal bei der Durchführung Ihres Modules kurz davor sind aufgeben zu wollen, dann holen Sie sich Ihre Motivation ab Seite 113 zurück.

MODUL 1.

Ihr garantierter Erfolgstagesplan für Modul 1

Frühstück: 100 – 150 g Ihres selbstgemachten probiotischen Joghurts – am besten mit Früchten oder einem zuckerfreien Müsli. Gern auch pur und dazu etwas Kleines aus der Lebensmitteltabelle auf Seite 85 oder, wenn Sie möchten, ein leckeres Glas Reineiweiß als Mahlzeitenersatz.

Für diesen Sattmacher geben Sie bitte einen gestrichenen Messlöffel Reineiweißpulver in ca. 200 – 250 ml 1,5 % Milch (gern auch laktosefreie bzw. Sojamilch) oder Wasser. Kräftig rühren oder schütteln und genießen!

Mit gepresstem Chiliextrakt, noch vor dem Frühstück, aktivieren Sie so richtig Ihren Stoffwechsel.

Mittagessen: Essen Sie wie immer oder suchen Sie sich etwas Leckeres aus der Lebensmitteltabelle auf Seite 85! Am besten wäre jedoch, Sie beachten die YoungGoldenen Regeln und essen viel Eiweiß.

Abendbrot: Ein Glas basisches Mineraliengetränk. Essen Sie wie immer oder suchen Sie sich etwas Leckeres aus der Lebensmitteltabelle auf Seite 85! Am besten wäre jedoch, Sie beachten die YoungGoldenen Regeln und verzichten auf Kohlenhydrate.

Trinken Sie, zu jeder Mahlzeit und auch zwischendrin, leckeren selbstgemachten Ingwertee, egal ob warm oder kalt und Ihr Stoffwechsel wird so richtig angekurbelt.

Ein kleiner Tipp für noch mehr Erfolg in Modul 1:
Um noch schneller an Ihr Ziel zu kommen, können Sie gern das basische Mineraliengetränk zwei Mal täglich trinken. Am besten direkt nach den beiden Hauptmahlzeiten, um gleich die Säuren zu neutralisieren.

Wenn Ihnen Modul 1 doch nicht genug ist und Sie mehr erreichen möchten, als Sie es geplant und unterschrieben haben, dann rutschen Sie doch gleich weiter in Modul 2 oder folgen Sie Modul 3 (Seite 82) mit unseren YoungGo Bewegungsverstärkern. Dann schmilzt das Fett förmlich mit Spaß und guter Laune dahin.

 Modul 2: 4–8 kg abnehmen!

Zunächst: Was ist der Unterschied zwischen Modul 1 und 2? Ganz einfach:

Sie ersetzen eine Mahlzeit des Tages durch einen Eiweißshake. Aber nicht irgendeinen. Um wirklich Erfolg zu haben, muss es ein 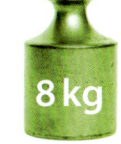 Reineiweiß, völlig ohne Kohlenhydrate oder Zucker, sein. Einfach die reine Natur und kein einfacher Nährstoffshake. Die biologische Wertigkeit sollte mindestens 150 betragen und das Reineiweiß sollte aus mindestens vier verschiedenen Eiweißkomponenten bestehen.

Verspüren Sie die Lust nach mehr Gewichtsverlust und wollen lieber 4 bis 8 kg Körpergewicht nach 12 Wochen adieu sagen? Das ist die perfekte Entscheidung, auch wenn Sie wohl neue Kleidung benötigen. Um dieses super Ziel zu erreichen, sollten Sie:

• Täglich 100–150 g Ihres leckeren selbstgemachten probiotischen Joghurts zum Frühstück essen. Dazu suchen Sie sich noch eine Kleinigkeit aus der Lebensmitteltabelle auf Seite 85 aus oder essen den Joghurt als Müsli mit frischem Obst und Haferflocken!

• Zur Stoffwechselaktivierung Trockenextrakte aus Chilischoten verzehren.

Nun dürfen Sie es sich aussuchen!

• Sie ersetzen das Mittagessen oder Abendbrot durch ein Glas leckeres Reineiweiß. Je nachdem, wie es in Ihren Alltag passt oder wie Sie Lust haben! Für diesen Sattmacher geben Sie bitte einen gestrichenen Messlöffel Reineiweißpulver in ca. 200–250 ml 1,5 % Milch (gern auch laktosefreie bzw. Sojamilch) oder Wasser. Kräftig rühren oder schütteln und genießen! Schnell werden Sie eine angenehme Sättigung und ein Ansteigen Ihres Energielevels spüren. Die Glückshormone werden sprudeln!

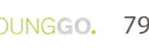

• Zur dritten Mahlzeit des Tages essen Sie bitte eiweißreich und kohlenhydratarm! Suchen Sie sich Lebensmittel aus der Liste auf Seite 85 aus denen Sie
etwas zaubern können. Den Eiweißgehalt verschiedener Lebensmittel erfahren Sie aus der Tabelle auf Seite 33.

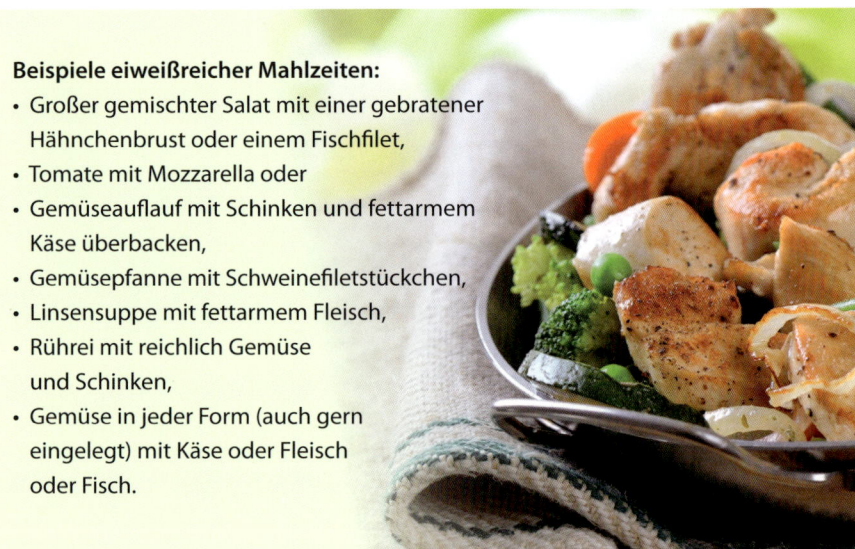

Beispiele eiweißreicher Mahlzeiten:
• Großer gemischter Salat mit einer gebratener
  Hähnchenbrust oder einem Fischfilet,
• Tomate mit Mozzarella oder
• Gemüseauflauf mit Schinken und fettarmem
  Käse überbacken,
• Gemüsepfanne mit Schweinefiletstückchen,
• Linsensuppe mit fettarmem Fleisch,
• Rührei mit reichlich Gemüse
  und Schinken,
• Gemüse in jeder Form (auch gern
  eingelegt) mit Käse oder Fleisch
  oder Fisch.

Weitere schmackhafte Rezepte für eiweißreiche Mahlzeiten, welche Sie bequem in Ihr Modul mit einbauen können, finden Sie in diesem Buch auf Seite 119
und auf unserer Internetseite: www.younggo.info/rezepte.

• Mittags und abends jeweils ein Glas basisches Mineraliengetränk! Und natürlich leckeren Ingwertee, egal wann am Tag und wie viel!
• Unsere YoungGoldenen Regeln bitte immer einhalten!

Das Wichtigste für Ihren Erfolg im Modul 2 ist zunächst, dass Sie essen!
Ja, so seltsam es klingt. Essen Sie bitte wirklich die drei Mahlzeiten, um keinen
Hunger zu haben und immer mit einem Lächeln durch das Leben zu gehen.
Sie fühlen sich einfach wohl und haben Erfolg. Zwischenmahlzeiten fallen weg
und es stört Sie auch nicht. Wichtig ist dabei nur, was Sie essen. Eiweiß in jeder

Form ist ab heute Ihr Freund! Und das so naturbelassen wie möglich. Also bitte das Schnitzel nicht panieren oder den Fisch frittieren, sondern einfach „natur" braten. Essen Sie Eiweiß zu jeder Mahlzeit, egal ob als Reineiweiß zum Trinken, Fisch, Fleisch, Ei, fettarmen Käse, Erbsen, Bohnen, Linsen oder Eiweißbrot. Dazu reichlich Gemüse in jeder Form – eingelegt, roh, gekocht, gebraten oder gebacken. Nur bitte alles so gering verarbeitet wie möglich. Genießen Sie die Früchte der Natur so rein, wie sie sind! Als Hilfestellung für den Anfang suchen Sie sich einfach Leckereien aus der Lebensmitteltabelle auf Seite 85! Auf Seite 108 können Sie direkt Ihren Abnehmerfolg in Ihrem persönlichen Messprotokoll dokumentieren und kontrollieren. So haben Sie immer alles im Überblick.

Motivierende Zeilen zum Durchhalten Ihres Modules finden Sie auf Seite 113.

Ihr garantierter Erfolgstagesplan für Modul 2

Frühstück: 100–150 g Ihres selbstgemachten probiotischen Joghurts. Dazu eine Kleinigkeit aus der Lebensmitteltabelle auf S. 84. Achten Sie bitte auf eiweißreiche Lebensmittel und Gemüse! Mit gepresstem Chiliextrakt, noch vor dem Frühstück, aktivieren Sie so richtig Ihren Stoffwechsel.

Mittagessen: Ein Glas basisches Mineraliengetränk trinken.
Wie wäre es zum Mittag mit einem leckeren Glas Reineiweiß? Einfach in Milch oder Wasser rühren, genießen und Sie werden spüren, dass Sie ohne Mittagstief und mit viel Energie durch den Tag kommen!

Abendbrot: Essen Sie zur Unterstützung Ihrer Fettverbrennung eiweißreich und kohlenhydratarm, z. B. eine Gemüsepfanne mit 250 g gebratenem Schweinefilet. Trinken Sie dazu ein Glas basisches Mineraliengetränk.

Trinken Sie, zu jeder Mahlzeit und auch zwischendrin, leckeren selbstgemachten Ingwertee, egal ob warm oder kalt und Ihr Stoffwechsel wird so richtig angekurbelt.

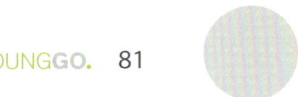

→ Modul 3: Mehr als 8 kg abnehmen!

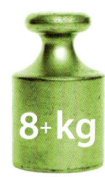

Wollen Sie aber hoch hinaus und hegen den Wunsch mehr als 8 kg Körpergewicht in 12 Wochen zu verlieren? Perfekt! Wir helfen Ihnen ab heute wo wir können und dann werden Sie Ihr Ziel erreichen! Also auf geht es. Ab heute sollten Sie:

- Unsere Empfehlungen für Modul 2 einhalten!
- Zusätzlich mindestens drei Bewegungseinheiten pro Woche mit den YoungGo Bewegungsverstärkern durchführen! Schauen Sie einfach in den Trainingsteil (Seite 103) oder testen Sie ein Training bei einem unserer Lizenzpartner! Natürlich können wir Ihnen hierfür auch sehr unsere Laufgruppen in Ihrer Nähe empfehlen! Nehmen Sie zusammen noch mehr ab – mit Spaß und gemeinsamer Freude an der Bewegung!
- Nutzen Sie gleich noch Ihre neue Energie für jede Bewegungsmöglichkeit im Alltag. Fahrstuhl war gestern, Treppensteigen ist angesagt. Lassen Sie häufiger das Auto stehen und gehen Sie zum Bäcker oder zur Post. Mit jedem Schritt, mit jeder zusätzlichen Bewegung laufen Sie zu Ihrem Ziel. Also los!

Auf Seite 108 können Sie direkt Ihren Abnehmerfolg in Ihrem persönlichen Messprotokoll dokumentieren und kontrollieren. So haben Sie immer alles im Überblick.

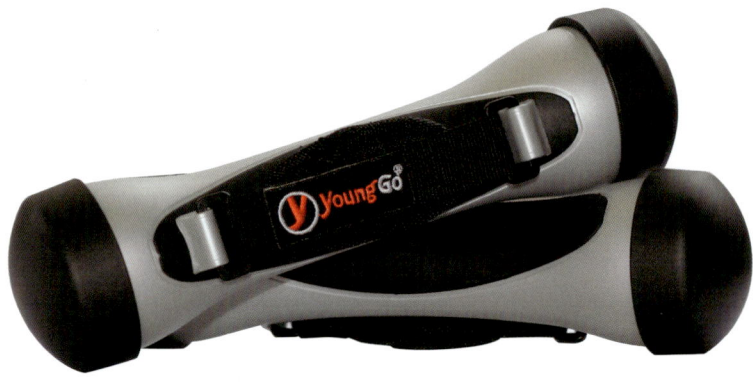

Ihr garantierter Erfolgstagesplan für Modul 3

Starten Sie doch schwungvoll in den Tag mit einer Runde Bewegung mit den YoungGo Bewegungsverstärkern! Aber natürlich geht Bewegung auch zu jeder anderen Tageszeit!

Frühstück: 100–150 g Ihres selbstgemachten probiotischen Joghurts. Dazu eine Kleinigkeit aus der Lebensmitteltabelle auf Seite 85. Achten Sie bitte auf eiweißreiche Lebensmittel und Gemüse! Mit gepresstem Chiliextrakt, noch vor dem Frühstück oder Sport, aktivieren Sie so richtig Ihren Stoffwechsel.

Mittagessen: Ein Glas basisches Mineraliengetränk trinken. Wie wäre es zum Mittag mit einem leckeren Glas Reineiweiß? Einfach in Milch oder Wasser rühren, genießen und Sie werden spüren, dass Sie ohne Mittagstief und mit viel Energie durch den Tag kommen!

Abendbrot: Essen Sie zur Unterstützung Ihrer Fettverbrennung eiweißreich und kohlenhydratarm, z. B. Hähnchenbrustfilet mit Tomate und Mozzarella überbacken. Trinken Sie dazu ein Glas basisches Mineraliengetränk.

Trinken Sie, zu jeder Mahlzeit und auch zwischendrin, leckeren selbst gemachten Ingwertee, egal ob warm oder kalt und Ihr Stoffwechsel wird so richtig angekurbelt.

Schmackhafte Rezepte für eiweißreiche Mahlzeiten, welche Sie bequem in Ihr Modul mit einbauen können, finden Sie in diesem Buch auf Seite 119 und auf unserer Internetseite www.younggo.info/rezepte.

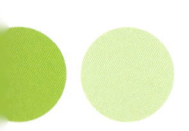
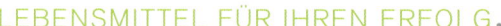

Lebensmittel
für Ihren
Erfolg!

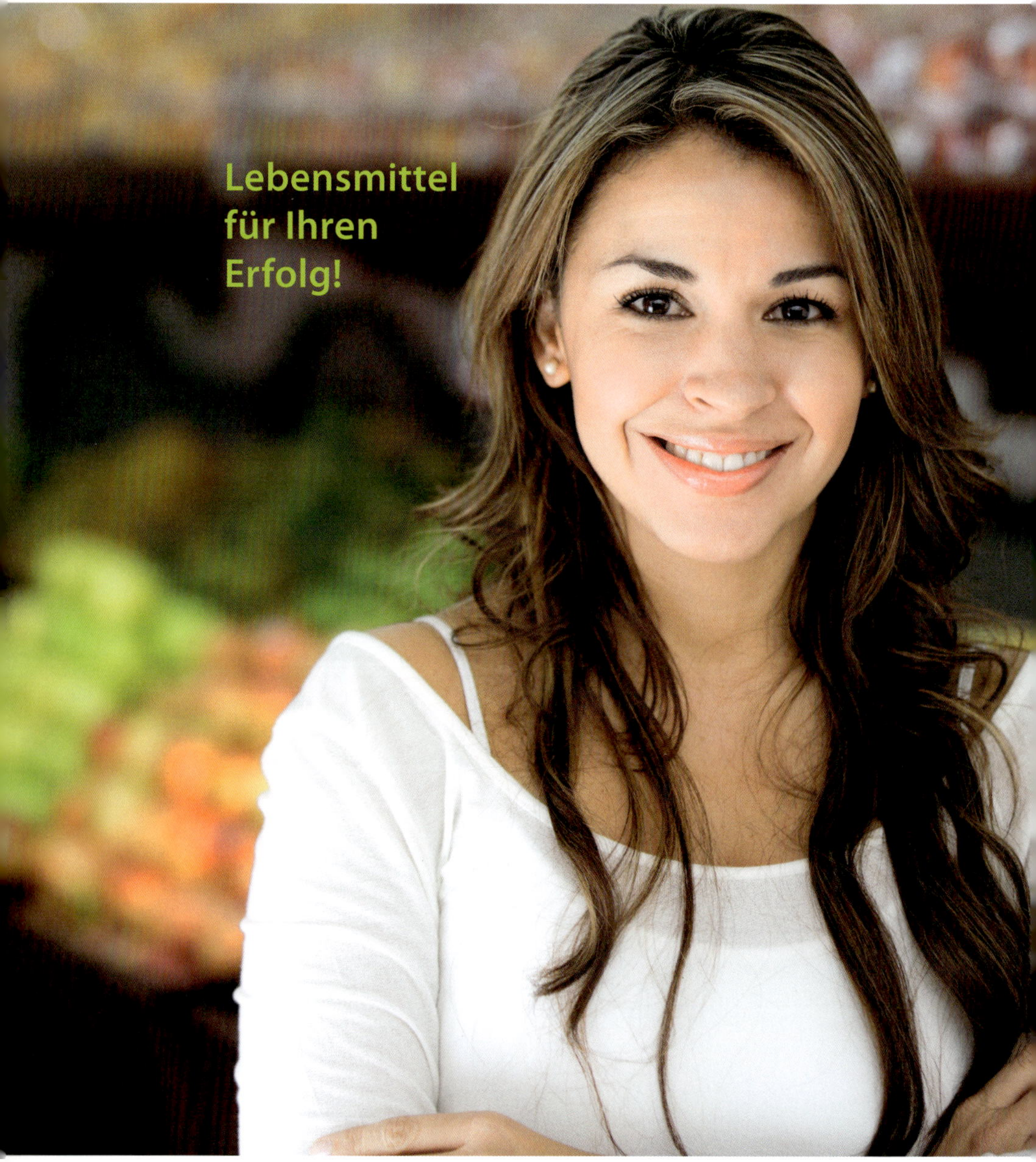

Hier haben wir für Sie eine Tabelle mit alltäglichen Lebensmitteln und ihrem Energiegehalt zusammengestellt. Dies ist natürlich nur eine kleine Auswahl. Gern dürfen Sie sich noch weiter umsehen. Wichtig ist nur, dass die Lebensmittel gering verarbeitet, eiweißreich und kohlenhydratarm sein sollten. Bio-Lebensmittel sind natürlich auch sehr willkommen.

Getreideprodukte, Aufstriche, Wurstwaren, Milchprodukte	Einheit	Energie (kcal)
Vollkornbrot (egal welche Art) – nicht zum Abendessen!	Scheibe	99
Vollkornbrötchen – nicht zum Abendessen!	Stück	110
Eiweißbrot oder Eiweißbrötchen	Scheibe	125
Frischkäse (18 % Fett absolut)	Esslöffel	11
Halbfettmargarine – nur selten nutzen	Esslöffel	40
fettarme Wurst/Schinken (max. 10 g Fett / 100 g)	Scheibe	110
Eiersalat (fettarme Produkte verwenden!)	2 Esslöffel	35
Ei	Stück	90
Geräucherter Lachs, Forelle, Matjes, Hering	große Scheibe (25 g)	43
Camembert max. 45 % Fett	Brotbelag (25 g)	75
Mozzarella	halbes Stück	200
Schnittkäse (30 % Fett)	Scheibe	75
Harzer Käse	100 g	120
Hüttenkäse	100 g (halber Becher)	105
Naturquark Magerstufe	halber Becher (250 g)	175
Naturjoghurt 3,5 % Fett	Becher (150 g)	140
Buttermilch natur	Becher (500 g)	185
Getreideflocken	Esslöffel	35

Obst – nicht zum Abendessen und zuviel!	Einheit	Energie (kcal)
Apfel	Stück	80
Birne	Stück	70
Orange	Stück	65
Pomelo	1/4 Stück	60
Avocado	2 gehäufte Esslöffel	70
Clementine	Stück	58
Mango	1/2 Stück	74
Ananas	2 Scheiben	110
Beerenfrüchte (auch Tiefkühlprodukte)	100 g	30
Grapefruit	Stück	80
Gemüse-, Salatauswahl – hier bitte reichlich!	**Einheit**	**Energie (kcal)**
Zucchini	Bei Gemüse und Obst geht fast alles und die Kalorien sind Nebensache. Hier können Sie kaum Fehler machen, greifen Sie also reichlich zu! Gern auch als Tiefkühlprodukte oder eingelegt! Aber Vorsicht – z. B. bei Buttergemüse.	
Tomaten		
Paprika		
Aubergine		
Gurke		
Salate		
Brokkoli		
Blumenkohl		
Rosenkohl, Spargel, Spinat, Weißkohl		

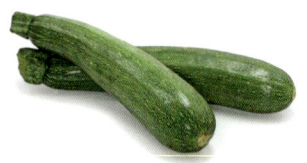
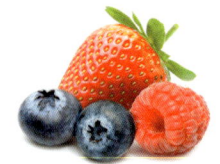
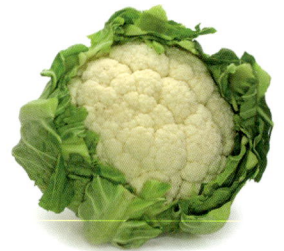

Produkte für warmes Mittagessen		Einheit	Energie (kcal)
Kartoffeln gegart – selten und nicht zum Abendessen!		Portion (3 – 4 mittelgroße)	175
Gemischtes Gemüse		Portion	50
Erbsen		Portion	85
Bohnen		Portion	35
Spinat		Portion (150 g)	32
Rosenkohl		Portion (125 g)	39
Sauerkraut		Portion (125 g)	21
Rotkraut		Portion (125 g)	68
Grünkohl		Portion (125 g)	38
Hähnchenbrust- / Putenbrustfilet / Wildfleisch		Stück (150 g s. Verpackung)	150
Schwein (mager – z. B. Rücken, Gulasch, unpaniertes Schnitzel)		Stück (150 g s. Verpackung)	160
Rindfleisch (Filet, Roastbeef, Lende)		Stück (150 g s. Verpackung)	180
Hackfleisch Rind oder gemischt (nur hin und wieder!)		Stück (150 g s. Verpackung)	220
Seelachsfilet	Bei Fisch geht alles, solange er unpaniert ist!	Stück (150 g s. Verpackung)	113
Rotbarschfilet		Stück (150 g s. Verpackung)	190
Pangasiusfilet		Stück (150 g s. Verpackung)	130
Lachsfilet		Stück (150 g s. Verpackung)	303
Heilbuttfilet		Stück (150 g s. Verpackung)	150
Karpfenfilet		Stück (150 g s. Verpackung)	175
Ei		Stück	90

Suppen	Einheit	Energie (kcal)
Erbsensuppe	Teller (ca. 250 g)	230
Linsensuppe	Teller (ca. 250 g)	220
Gulaschsuppe, Soljanka	Teller (ca. 250 g)	200
Kartoffelsuppe ohne Fleisch	Teller (ca. 250 g)	140
Soßen	**Einheit**	**Energie (kcal)**
Bratensoße	Portion (125 ml)	70
Gemüsebrühe	Portion (150 ml)	50
Bouillon	Portion (150 ml)	33
Getränke	**Einheit**	**Energie (kcal)**
Mineralwasser	Trinken Sie ausreichend über den Tag verteilt!	
Ungesüßter Tee und Kaffee		
Zucker- und kalorienfreie Getränke	1 – 2 Gläser am Tag	0

Mittagssnacks am Arbeitsplatz (wenn Sie das Glas Reineiweiß in Modul 2 und 3 abends genießen möchten)

(Achtung: Die Bäckereiangebote sind die schlimmsten Dickmacher!)

- In der Kantine immer auf reichlich Eiweiß achten (unpaniertes Fleisch und Fisch, Käse, Nüsse, Samen, Salat, Gemüse, Hühnerei, Tomate, Mozzarella)
- Mittagseinkauf: 200 g Kochschinken oder Kasseler oder 200 g Harzer Käse, ein Vollkornbrötchen, saure Gurken aus dem Glas
- Magerquark (bis 20 % Fett i.Tr.) mit frischen kleingeschnittenen Erdbeeren und etwas Erythritol oder Süßstoff
- Hin und wieder einen Döner mit wenig Soße – das einzige empfehlenswerte Fast-Food durch viel Gemüse, Salat und relativ gutes Fleisch oder

- Dönerteller ohne Brot, dafür viel Salat
- Fischbrötchen (Hering, Matjes, Lachs/Ei – wichtig unpaniert und nicht frittiert!!), am besten im Vollkornbrötchen
- Hähnchencurry mit Reis vom Thailänder-Stand
- Champignonpfanne und dazu ein Steak vom Grillstand

Hinweise zum Abendessen

Bitte keine Kohlenhydrate mehr essen, sondern nur viel Eiweiß, Gemüse und Hülsenfrüchte.

- Eiweißbrot ist eine gute Alternative – enthält fast keine Kohlenhydrate und fast so viel Eiweiß wie ein Steak
- Gemüsepfanne mit Fleisch, Moussaka, Fischsuppe, Linsensuppe
- Knabbereien: eingelegte Gurken, geschnittenes Gemüse mit selbstgemachtem Dip (Joghurt oder Frischkäse plus Tiefkühlkräuter oder Salat-Fix), alle eingelegten Gemüsesorten, eine Handvoll Walnüsse
- Als süße Nachspeise ist ein Glas Reineiweiß, z. B. Typ Schoko, genauso lecker wie ein Pudding

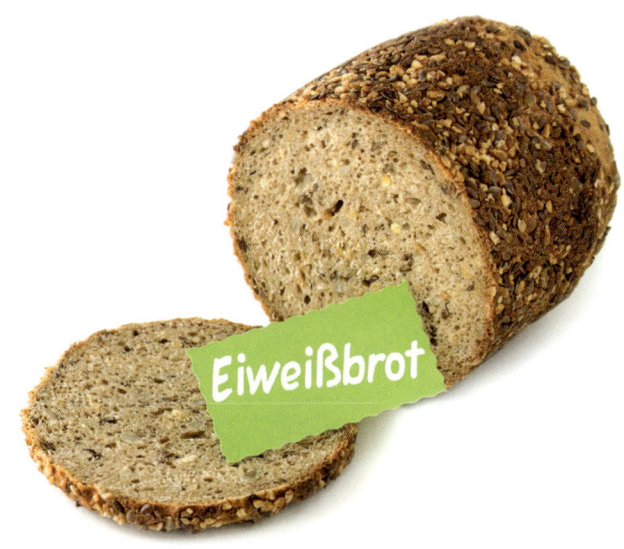

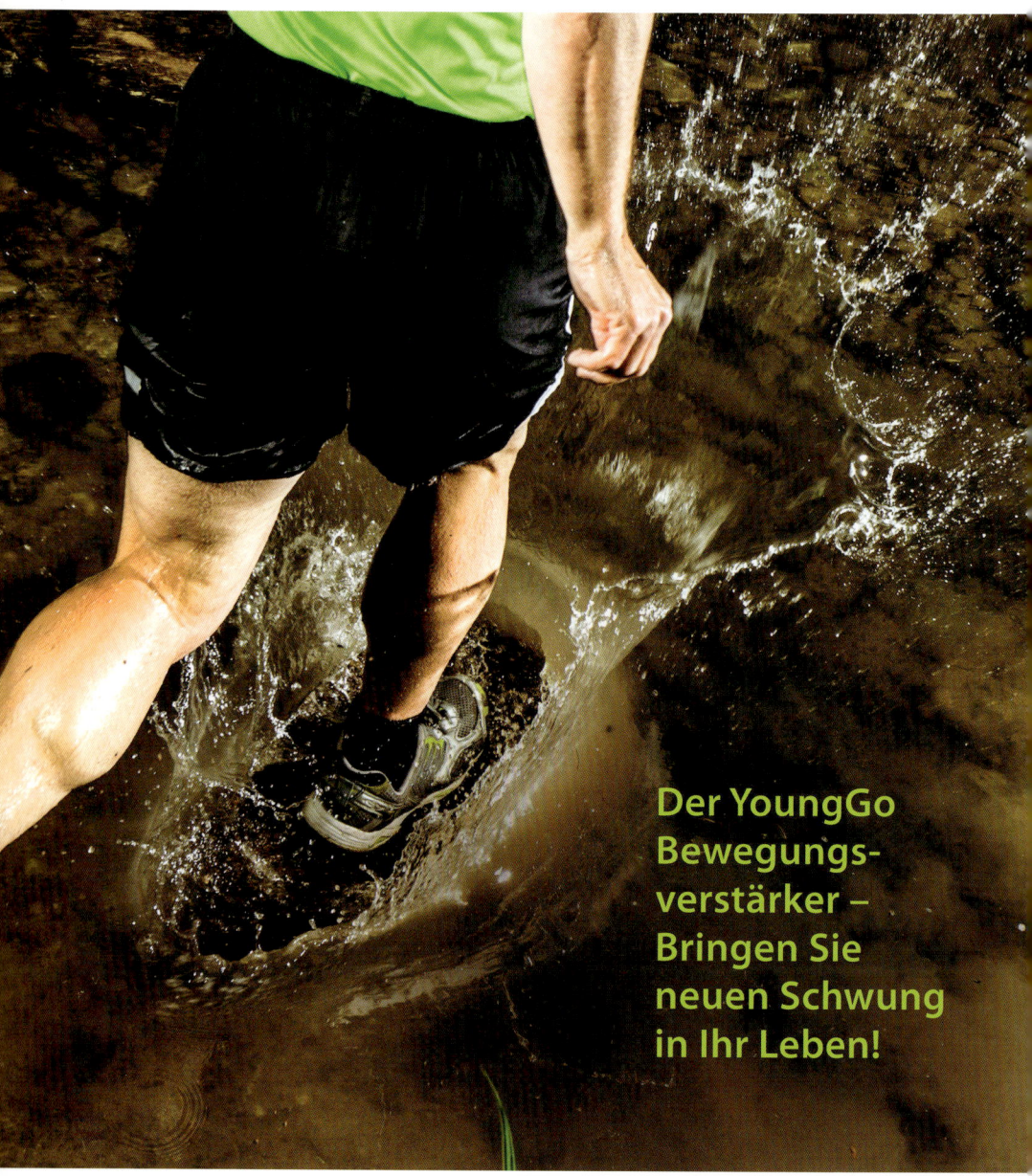

Der YoungGo
Bewegungs-
verstärker –
Bringen Sie
neuen Schwung
in Ihr Leben!

Bei Frauen bestehen 30 bis 40 % des Körpergewichts im Idealfall aus Muskelmasse, bei Männern sind es 40 bis 50 %. Und diese Masse können Sie gewinnbringend einsetzen und für Ihre schlanke Linie und mehr Vitalität arbeiten lassen. Denn die Muskulatur ist das größte Stoffwechselorgan des menschlichen Körpers und ein zuckender Muskel verbrennt bis zu 30 Mal mehr Energie als ein ruhender. Im Feuer der Muskelkontraktion schmelzen die überflüssigen Pfunde schnell weg. Ferner eliminieren Botenstoffe, die der Muskel bei Aktivierung ausschüttet, die sogenannten Myokine, Risikofaktoren und stärken so die Gesundheit. Nur welche Form der Muskelaktivität verspricht die besten Effekte? Zum Abnehmen sind besonders Ausdauersportarten geeignet. Hier werden große Muskelgruppen ohne Pause über einen längeren Zeitraum beansprucht, was zu einem hohen Kalorienverbrauch und vor allem zu einer guten Fettverbrennung führt.

Aber bisher war Sport immer eine Qual für Sie? Sie waren Profi im Erfinden neuer Ausreden, warum Sie heute doch keinen Sport treiben wollen? Schluss damit. Bewegung heißt ab heute Spaß! Dank der YoungGo Bewegungsverstärker, Ihren neuen Trainingspartnern, die Ihnen mit den Weg in ein bewegtes Leben ebnen werden.

Die YoungGo Bewegungsverstärker werden auch die kleinsten Fitnessstudios der Welt genannt. Diese Trainingsgeräte, die auf dem ersten Blick Hanteln ähneln, haben es im wahrsten Sinne des Wortes „in sich". Im Inneren der Geräte befindet sich eine lose Schwungmasse aus Carbonstahl, die sich beim Armschwung von einer Seiter zur anderen bewegt. Trifft die Schwungmasse auf einer Seite des Gerätes auf, so wird diese abgebremst. Der entstandene sanfte Impuls führt zu einer reflektorischen Anspannung der Muskulatur. Egal ob beim Walking, Running oder bei Fitnessübungen: Mit jedem Armschwung werden über den Reflexweg große Muskelgruppen zur Kontraktion gebracht und so wirkungsvoll hinsichtlich Kraft und Koordination trainiert. Aus den Beinsportarten Walking oder Running wird so ein effektives Ganzkörpertraining, bei dem auch Oberkörper, Schultern und Arme hinsichtlich Ausdauer und Kraft trainiert werden. So gewinnt das Training unglaublich an Effektivität. Die Aktivierung von zusätzlichen Muskelgruppen sorgt für einen hohen Kalorienverbrauch, effektive Trainingseffekte im Bereich Herz-Kreislauf-Training und eine Gewebsstraffung am ganzen Körper.

Mit den Geräten lassen sich auch wirkungsvolle Kräftigungsübungen ausführen. Bei diesen Übungen werden durch dreidimensionale Bewegungen ganze Muskelketten auf physiologische Art und Weise beansprucht. Je nach Schwungrichtung können unterschiedliche Muskelgruppen trainiert werden. Dieses Training ist besonders effektiv zur Kräftigung der Tiefenmuskulatur, die entscheidend für die Wirbelsäulen- und Gelenkstabilität ist. Werden in ein Ausdauertraining ein paar Kräftigungssequenzen eingebaut, so können mit diesem sogenannten Reaktivtraining alle wichtigen Ziele gleichzeitig realisieren werden:

• Gesundheits- und Herz-Kreislauf-Training,
• Gewichtsreduktion durch Fettverbrennung,
• Körperstraffung und Muskelaufbau,
• Rückengesundheit und Lösung von Verspannungen, Leistungssteigerung.

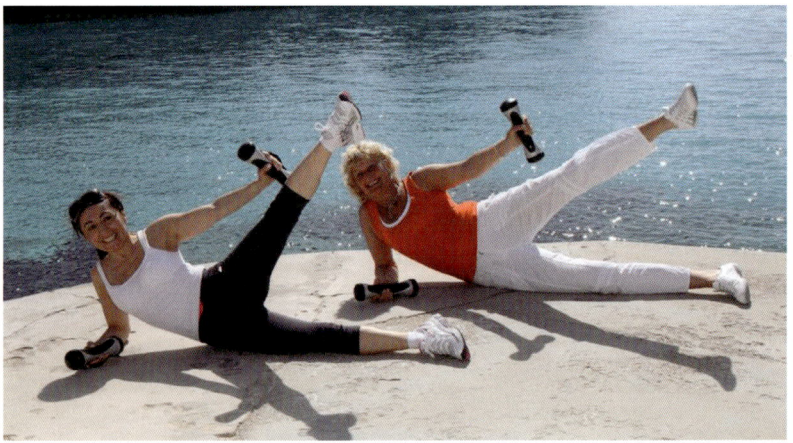

Mit den YoungGo Bewegungsverstärken aktivieren Sie 90 % Ihrer Muskeln gleichzeitig und zünden so effektiv das Feuer der Muskelkontraktion, das die Fette schmelzen lässt. Vom Einsteiger bis hin zum Profi, von Jung bis Alt: Jeder kann die mobilen Trainingsgeräte sowohl indoor als auch outdoor nutzen. Mit einem Handgriff können Sie über die Zahl der innenliegenden Patronen Ihr Gerätegewicht selbst bestimmen und es so Ihrem Leistungslevel anpassen.

Wollen Sie beim klassischen Walking mehr Kalorien verbrennen, so müssen Sie die Geschwindigkeit steigern, wobei die beanspruchten Muskeln intensiver arbeiten. Je höher die Arbeitsintensität der Muskeln ist, desto mehr verschiebt sich der Stoffwechsel in Richtung Zuckerverbrennung und die Fette bleiben dann auf dem Bauch und den Hüften liegen. Beim Walking mit den YoungGo Bewegungsverstärkern arbeiten mehr Muskeln bei gleichbleibender Intensität. Die Fettverbrennung bleibt somit prozentual gleich groß und steigt absolut gesehen durch die zusätzlich aktivierte Muskulatur deutlich an. Obwohl es sich nicht anstrengender anfühlt, steigen durch den Einsatz der YoungGo Bewegungsverstärker der Energieverbrauch und die Fettverbrennung maßgeblich an. Das belegen wissenschaftliche Studien, die zeigen, dass durch den Einsatz der Geräte beim Walking der Energieverbrauch und die Fettverbrennung um 20 bis 30 % ansteigen. Und das bei gleicher Geschwindigkeit und Strecke.

YoungGo Bewegungsverstärker – die wissenschaftliche Studie

Natürlich wollten wir es genauer wissen und haben eine wissenschaftliche Studie zur Wirksamkeit der YoungGo Bewegungsverstärker an der Martin-Luther-Universität in Halle am dortigen Institut für Leistungsdiagnostik und Gesundheitsförderung (ILUG) e.V. durchführen lassen. Die Ergebnisse der Studie im randomisierten Crossover-Design waren sehr überzeugend und wurden im Anschluss auf dem Hochschultag der Deutschen Vereinigung für Sportwissenschaft 2013 in Konstanz publiziert.

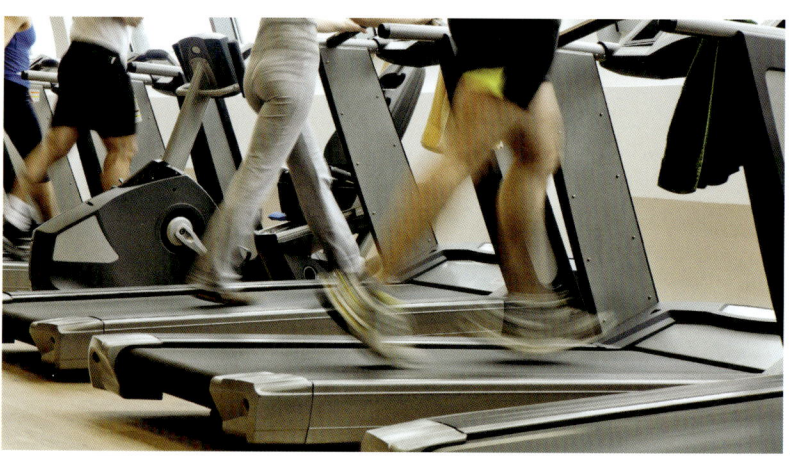

Die Fakten:

* Zwölf Teilnehmer liefen auf dem Laufband abwechselnd mit den YoungGo Bewegungsverstärkern, mit einem einfachen Zusatzgewicht ohne Schwungmasse oder ohne Hilfsmittel. Zwischen den einzelnen Tests lag immer eine Woche Erholungsphase.
* Es wurden verschiedene Geschwindigkeiten stufenweise ansteigend gelaufen. In jeder Geschwindigkeitsstufe von zehn Minuten wurden Belastungswerte genommen (Blutlaktat, Atemgase, Berechnung Energieumsatz).
* Die Ergebnisse zeigen, dass im Gesundheitstraining, das wir durchführten, der Energie- sowie der Sauerstoffverbrauch und die Herzfrequenz beim Laufen mit den YoungGo Bewegungsverstärkern deutlich (signifikant) höher sind!

Das bedeutet, wir verbrauchen bei gleicher Zeit mehr Kalorien und verbrennen mehr Fett! Effektiver geht es also nicht – die YoungGo Bewegungsverstärker sind somit das perfekte Trainingsgerät für Menschen mit wenig Zeit! Und die Muskelpflege mit diesem Gerät lohnt sich gleich doppelt: Sie verbrennen beim Training Fette und lassen gleichzeitig Ihre Muskeln wachsen. Und jedes Kilo Muskulatur, welches Fett ersetzt, erhöht den Grundumsatz um 40 Kilokalorien/Tag. Der Grundumsatz ist das, was der Körper liegend in Ruhe an Energie verbraucht. Bei drei Kilo Muskeln statt Fett macht das nach Adam Riese knapp 900 Kilokalorien pro Woche. Und das einfach so nebenbei – am Schreibtisch, auf dem Sofa oder im Bett, d. h. wenn die YoungGo Bewegungsverstärker schon längst wieder im Schrank liegen. Um diese Energie zu verpulvern, müssten Sie normalerweise zwei Stunden walken.

Nicht nur die Wissenschaft zeigt Erfolge mit den YoungGo Bewegungsverstärkern. Nein, wir beweisen Ihnen nachfolgend diesen absolut sicheren Erfolg durch ein Ernährungskonzept, gepaart mit Bewegung, wie wir es in unserem Modul 3 vorgeben. Spätestens jetzt wird auch der Letzte unter Ihnen von uns überzeugt sein! Von der Wissenschaft in das „echte" Leben mit Yo-You!

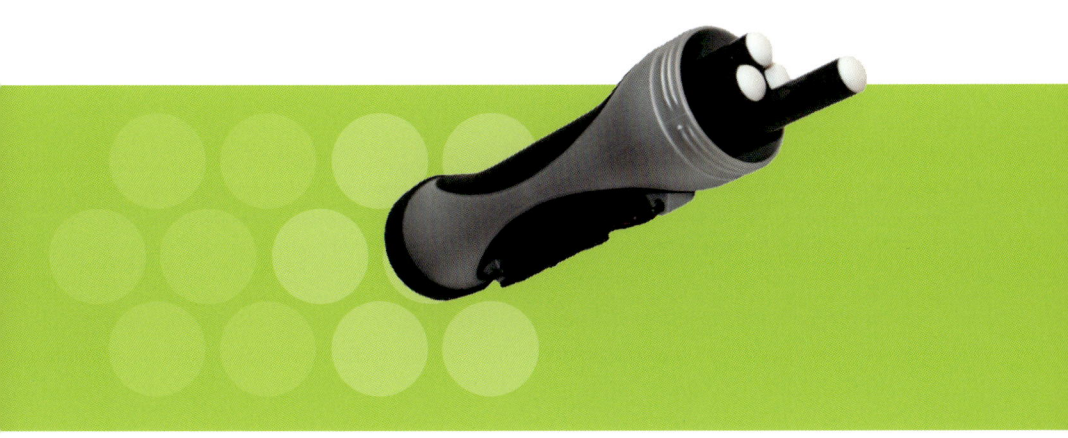

Yo-You-Effekt – von der Wissenschaft in das „echte" Leben

In unserer Wohlstandsgesellschaft führen zwei elementare Fehler zu vielen Erkrankungen, die nicht notwendig sind und sich leicht vermeiden ließen. Zum einen ist es im orthopädischen Bereich der Bewegungsmangel, zum anderen aus ernährungsmedizinischer Sicht eine fortgesetzte und ausgeprägte Falschernährung.

Basierend darauf wurden in der Vital-Prevent-Praxisklinik in Meersburg (Bodensee), die sich auf Bewegungs- und Ernährungsleiden spezialisiert hat, in der Zeit von 2010 bis 2012 eine Anwenderstudie in insgesamt 21 Kursen durchgeführt. Unter der Leitung von Herrn Dr. med. P. Marcinowski, Facharzt für Orthopädie und Ernährungsmedizin, ging es vor allem darum, durch gezielte Bewegung mit den YoungGo Bewegungsverstärkern und ein verändertes Ernährungskonzept das Wohlbefinden und den Stoffwechsel eines jeden Kursanten zu steigern. In 21 achtwöchigen Kursen wurden 272 Probanden geschult, davon waren 191 Frauen und 81 Männer. Das Eintrittsgewicht der Probanden lag zwischen 52 kg und 167 kg, das Alter zwischen 18 und 81 Jahren.

Die Ergebnisse zeigen einen deutlichen Erfolg. **Durchschnittlich reduzierte jeder Proband sein Körpergewicht um 8,6 kg in acht Wochen.**

Bluthochdruck, Diabetes II wie auch Arthroseschmerzen konnten im Schnitt um mehr als die Hälfte verbessert werden. Gleiches war auch bei der Fettstoffwechselstörung und dem damit verbundenen Cholesterin- und Triglyceridwerten zu beobachten. Teilweise entfielen sogar verordnete Medikamente komplett. Die sensationellen Studienergebnisse sind durch das reaktive Muskeltraining mit erhöhter Energieabfrage bei gleichzeitiger Umstellung des Stoffwechsels von einem Kohlenhydrat- zu einem Fettverbrenner erklärt und als solche in gleicher Weise für alle Menschen gültig.

Wir können nur nochmals sagen. Entscheiden Sie sich für eines der Module und spüren Sie den Erfolg, auch langfristig.

Im Folgenden können Sie die korrekte Haltung, Technik und Bewegung mit den YoungGo Bewegungsverstärkern erlernen. Sie wissen ja, schreiben kann jeder. Erleben und Spüren macht erst den Unterschied! Also: Bringen Sie neuen Schwung in Ihr Leben!

YoungGo Bewegungsverstärker – die korrekte Technik

Die richtige Technik ist entscheidend für die Effektivität des Trainings. Von uns erhalten Sie hier die wichtigsten Tipps. Durch eine Einweisung durch einen qualifizierten YoungGo Instructor können Sie die Technik verfeinern, die Übungen individuell anpassen und weiterführende Übungen lernen. So nutzen Sie die Effekte der YoungGo Bewegungsverstärker voll aus und haben stets Abwechslung und Spaß.

→ Die korrekte Handhaltung:
- Die Schlaufen werden über dem Handrücken zugezogen, sodass die Hände die YoungGo Bewegungsverstärker nur locker umfassen müssen. So bleibt die Nackenpartie entspannt.
- Der Daumen kann sich oben, innen oder außen befinden.
- Die Handgelenke sind in Verlängerung zum Unterarm ausgerichtet und bleiben stabil.
- Der YoungGo Bewegungsverstärker wird immer längs zur Schwungrichtung gehalten, so kann die mobile Masse im Inneren der Patronen in Bewegung versetzt werden und die Impulse zur Muskelaktivierung erzeugen.

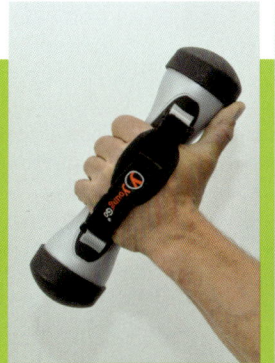 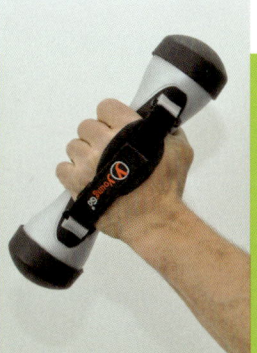 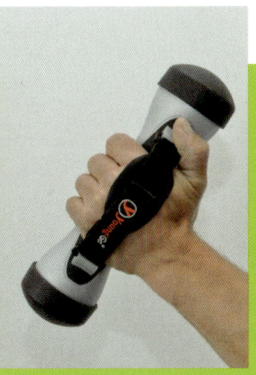

DIE KORREKTE TECHNIK.

→ Der korrekte Armschwung:

Der korrekte Armschwung ist von entscheidender Bedeutung für den Erfolg. Beginnen Sie deshalb zunächst mit Technikübungen im Stand: Achten Sie darauf, dass sich die Handgelenke in einer stabilen und neutralen Position befinden. Bei hängenden Armen sollten die Trainingsgeräte horizontal stehen. Nur so nutzen Sie die Dynamik der Geräte richtig aus und aktivieren Ihre Muskeln. Der YoungGo Bewegungsverstärker gibt Ihnen immer direkt Rückmeldung, ob Sie die Technik richtig machen: Wenn die Schwungmasse hör- und spürbar hin und her schwingt, machen Sie es richtig! Beim Armschwung können Sie variieren: Entweder nur mit einem Arm, mit beiden Armen alternierend oder mit beiden Armen gleichzeitig (Doppelarm). Des Weiteren können Sie beim Walking Armvariationen des Muskeltuning-Programmes (S. 100) einbauen. Das sorgt nicht nur für Abwechslung, sondern kräftigt je nach Übung unterschiedliche Muskelgruppen des Körpers.

- Der Armschwung erfolgt aus den Schultergelenken. Die Ellenbogen bleiben fixiert und leicht gebeugt
- Der YoungGo Bewegungsverstärker schwingt nach hinten bis hinter die Hüfte und nach vorne bis maximal Brustbeinhöhe. Der hintere Umkehrpunkt wird dynamisch gestaltet, wobei der Ellenbogen fest bleibt und sich nicht streckt.

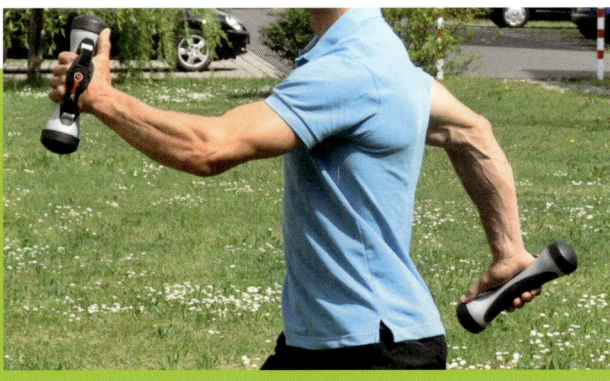

- Die Arme schwingen in Bewegungsrichtung nach vorne und hinten. Die Arme schwingen vor dem Körper maximal zur Körpermitte (Reißverschluss) und nicht auf die andere Körperseite.
- Der Oberkörper bleibt aufrecht, die Wirbelsäule gestreckt.
- Laufen Sie zu Beginn mit kleineren, schnelleren Schritten. Das erleichtert den Armschwung.

→ Die korrekte Beinarbeit:
- Die Füße über die Fersen aufsetzen bei leicht gebeugten Knien
- Füße über die ganze Fußsohle abrollen
- Der Abdruck erfolgt kräftig über den Großzehenballen
- Erhöhung der Schrittfrequenz zur Erhöhung der Intensität

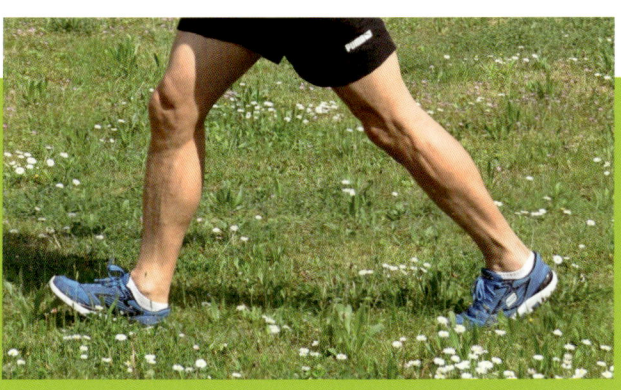

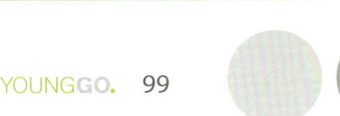

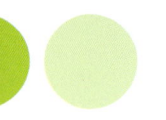

Muskeltuning mit den YoungGo Bewegungsverstärkern

Beim Walking schalten Sie durch die YoungGo Bewegungsverstärker den Turbo-
lader ein und sorgen so für einen hohen Kalorienverbrauch und ein effektives
Herz-Kreislauf-Training. Begleitend hierzu kann das Trainingsgerät für Übungen eingesetzt werden, die Ihre Muskeln gezielt kräftigen und das Gewebe
straffen. Diese sind fester Bestandteil der folgenden Übungsprogramme. Denn
gerade die Kombination von Ausdauer- und Kraftübungen verspricht im Zu-
sammenhang mit Abnehmen die größten Erfolge. Mit den Kräftigungsübungen züchten Sie sich starke Muskeln, die nicht nur beim Walking, sondern auch
in Ruhe für eine hohe Fettverbrennung sorgen. Ganz nebenbei steigern Sie
durch die Übungen Ihre Muskelkraft und Ihr Rücken sowie Ihre Gelenke werden belastbarer.

Im Folgenden sind Grundübungen dargestellt, die im Stand ausgeführt werden können. Bauen Sie kurze Kräftigungssequenzen in Ihr Training ein. Achten
Sie bei den Übungen immer auf eine aufrechte Haltung und eine gute Grund-
spannung. Halten Sie nie die Luft an, sondern atmen Sie fließend. Betonen Sie
die Ausatmung.

→ Die korrekte Haltung und Körperspannung
• Füße hüft- bis schulterbreit
• Füße sind nach vorne ausgerichtet
• Beine leicht gebeugt (aktive Streckung in Kniegelenken)
• Hüfte stabil über angespannte Bauch- und Rückenmuskulatur
• Brustbein angehoben
• Schultern sind leicht nach hinten unten gezogen

Grundübungen Muskeltuning mit den YoungGo Bewegungsverstärkern

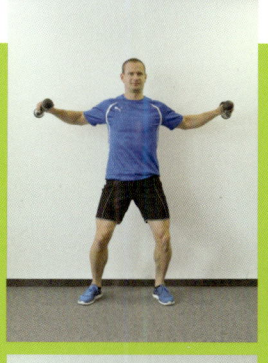
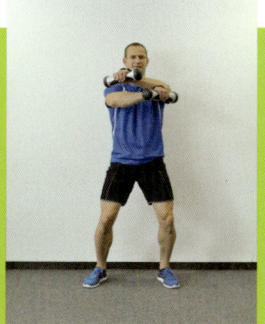

ArmCross:
Arme horizontal auf Schulterhöhe nach hinten bewegen und vorne überkreuzen. Beginn zunächst vermehrt im vorderen Bereich mit kleiner Amplitude. Bewegungsamplitude langsam steigern.

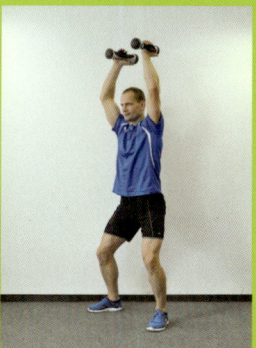
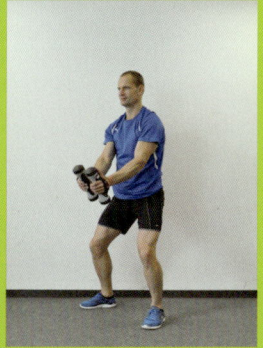
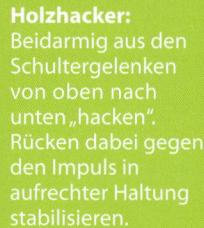

Holzhacker:
Beidarmig aus den Schultergelenken von oben nach unten „hacken". Rücken dabei gegen den Impuls in aufrechter Haltung stabilisieren.

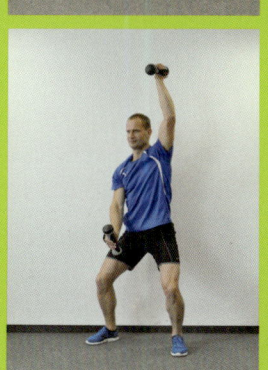
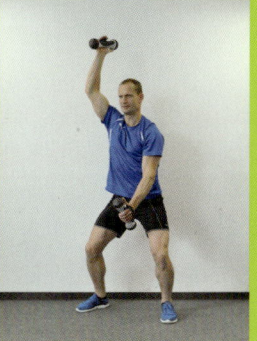

Schere:
Arme vor dem Körper alternierend nach oben und unten bewegen.

Variation: Während der Übungsausfürung mit geradem Rücken den Rumpf langsam nach rechts und links rotieren.

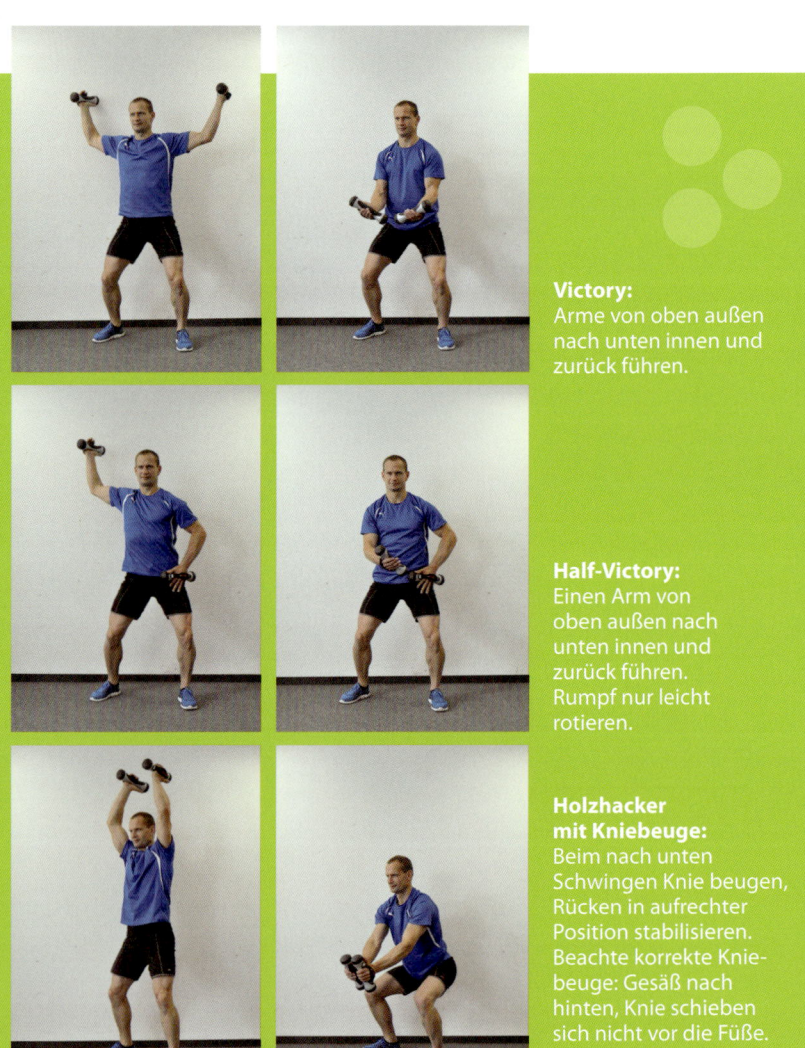

Victory:
Arme von oben außen nach unten innen und zurück führen.

Half-Victory:
Einen Arm von oben außen nach unten innen und zurück führen. Rumpf nur leicht rotieren.

Holzhacker mit Kniebeuge:
Beim nach unten Schwingen Knie beugen, Rücken in aufrechter Position stabilisieren. Beachte korrekte Kniebeuge: Gesäß nach hinten, Knie schieben sich nicht vor die Füße. Variationen: 2-mal oben, 2-mal unten hacken.

Die richtige Technik und Grundübungen haben wir Ihnen jetzt gezeigt. Jetzt kann es richtig losgehen! Starten Sie Ihr bewegteres Leben. Die YoungGo Bewegungsverstärker um die Handgelenke geschnallt und ab geht es mit der Durchführung unserer Trainingspläne.

YoungGo Bewegungsverstärker – die Trainingspläne

Mit den folgenden Übungsplänen für Anfänger und Fortgeschrittene bringen Sie Ihren Stoffwechsel auf Trab und trainieren Ihre Muskeln. Die Programme bestehen aus Walkingsequenzen mit normalem Armschwung, Armvariationen und Kräftigungssequenzen im Stand. Legen Sie zu Beginn den Schwerpunkt generell auf eine korrekte Technikausführung. Führen Sie Ihre neuen Trainings-partner, die YoungGo Bewegungsverstärker, mehrfach pro Woche aus! Selbst 15 Minuten lohnen sich schon!

→ YoungGo-Übungsplan für Anfänger

Überprüfen Sie den richtigen Sitz und die korrekte Haltung der YoungGo Bewegungsverstärker! Achten Sie auf Ihre Armführung und denken Sie an den Ellenbogen!

5 min	im Stand: Üben Sie die korrekte Armarbeit!
	Armschwünge einarmig, abwechselnd erst rechts, dann links
	Armschwünge beidarmig alternierend und Doppelarm

10 min	Walken: Üben Sie die korrekte Armarbeit!
	Armschwünge einarmig, abwechselnd erst rechts, dann links
	Armschwünge beidarmig alternierend und Doppelarm

5 min	im Stand: Wiederholung Armschwünge (s. li.)
	Armvariationen zur Kräftigung: Armcross, Holzhacker
	je 20 Wiederholungen

15 min	Walken mit korrektem Armschwung
	abwechselnd Armschwünge mit beiden,
	Armschwünge mit einem Arm
	Armvariationen beim Walken:
	• Armcross
	• Holzhacker
	je zwei Durchgänge mit je 30 Wiederholungen
	Walken mit korrektem Armschwung

5 min	im Stand Armvariationen zur Kräftigung:

- Armcross (mit hoher Geschwindigkeit)
- Holzhacker (mit hoher Geschwindigkeit)

je drei Durchgänge mit je 30 Wiederholungen
in den Pausen normaler Armschwung

5 min	Auslaufen: YoungGo Walken

leichte Dehnübungen zum Abschluss

→ YoungGo Übungsplan für Fortgeschrittene

Überprüfen Sie den richtigen Sitz und die korrekte Haltung der YoungGo Bewegungsverstärker! Achten Sie auf Ihre Armführung und denken Sie, an den Ellenbogen! Kontrollieren Sie die Intensität und passen Sie diese bei Bedarf an!

Bereit für das YoungGo Intensivtraining? Los geht es!

5 min	lockeres Walken mit korrektem dynamischen Armschwung
5 min	Walken; folgende Übungen einbauen:

- Armcross
- Holzhacker

je zwei Durchgänge mit je 20 Wiederholungen
Walken mit korrektem dynamischem Armschwung

5 min	im Stand Armvariationen zur Kräftigung:

- Schere
- Half-Victory
- Victory

15 min	Walken mit korrektem dynamischem Armschwung, intensives Tempo

folgende Armvariationen einbauen:

- Armcross
- Holzhacker
- Schere
- Victory

je zwei Durchgänge mit je 30 – 40 Wiederholungen

5–6 min im Stand Armvariationen zur Kräftigung:
lockerer Armschwung
Krafteinheit (Muskeltuning) mit Beinarbeit:
Holzhacker mit Kniebeuge

Immer neue Trainingspläne und Übungen mit unseren YoungGo Bewegungs-verstärkern finden Sie auf unserer Internetseite www.younggo.info/training.

Leicht und lässig den inneren Schweinehund überwinden!

Laufen tut gut, Bewegung hilft unsere Ziele zu erreichen und die YoungGo Bewegungsverstärker sind der Schlüssel zu mehr Freude und Effektivität beim Training! Aber Sie kennen das sicher: Trotz jeder Motivation gibt es doch

oft genauso viele Ausreden nicht zu trainie-ren, wie es zu tun. Der innere Schweinehund ist wieder laut und stellt fest, dass es regnet, wir so geschafft vom Arbeitsalltag sind oder es doch zu spät ist. Sagen Sie nein zum inne-ren Schweinehund und lösen Sie das Prob-lem schon vorher. Verabreden Sie sich mit Gleichgesinnten, Freunden und Bekannten zum gemeinsamen Laufen! Einen solchen Termin werden Sie nicht absagen und da-nach werden Sie sich gut fühlen – richtig gut! **Sie werden stolz sein, doch Laufen gegan-gen zu sein und die Glücksgefühle spru-deln!**

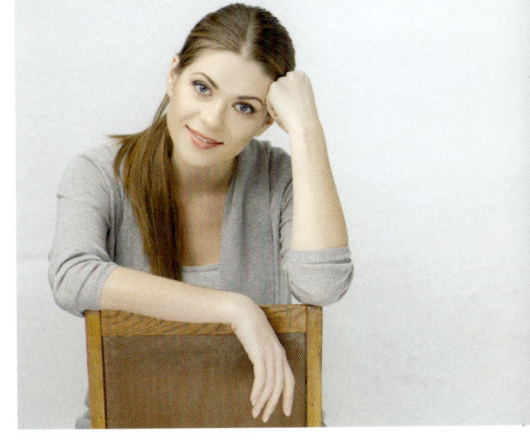

Das Allerwichtigste: Sie sprechen mit Menschen und lernen fortwährend neue kennen, die alle die gemeinsamen Ziele haben: Fitness, Gesundheit und Le-bensfreude! Genau diese Gespräche und die gemeinsame, echte Freude kom-men in unserer heutigen vernetzten Welt doch oft viel zu kurz. Wir sprechen über Online-Plattformen, schreiben E-Mails und trainieren vor dem Fernseher. Vielen Menschen gefällt das, aber nutzen Sie die Möglichkeiten endlich wieder persönlich zu sprechen. Haben Sie gemeinsam Spaß in der echten Natur. Trai-nieren Sie in der Gruppe!

DEN SCHWEINEHUND ÜBERWINDEN.

Ganz nebenbei unterhalten Sie sich über Ihre Erfahrungen mit dem Yo-You-Effekt, diesem Buch, tauschen Erfahrungen aus und motivieren sich zu neuen Zielen. Nutzen Sie dieses Potenzial des „echten, lebendigen Facebook" von Mensch zu Mensch und werden Sie Teil der Yo-You-Gemeinschaft! Genau dafür haben wir uns etwas für Sie einfallen lassen – die YoungGo Lauftreffs! Hier treffen sich regelmäßig Menschen, die gemeinsam Freude an der Bewegung haben und sich bewegen möchten. Geleitet wird die Gruppe durch einen Lauftrefftrainer. Dieser wird Sie motivieren und immer neue Übungen für Sie bereithalten. So kommt niemals Langeweile auf!

Schauen Sie noch heute auf der Seite www.lauftreff.de nach, ob es auch in Ihrer Umgebung eine YoungGo Laufgruppe gibt!
Werden Sie gemeinsam stark und schlank, geleitet durch einen YoungGo Lauftrefftrainer vor Ort!

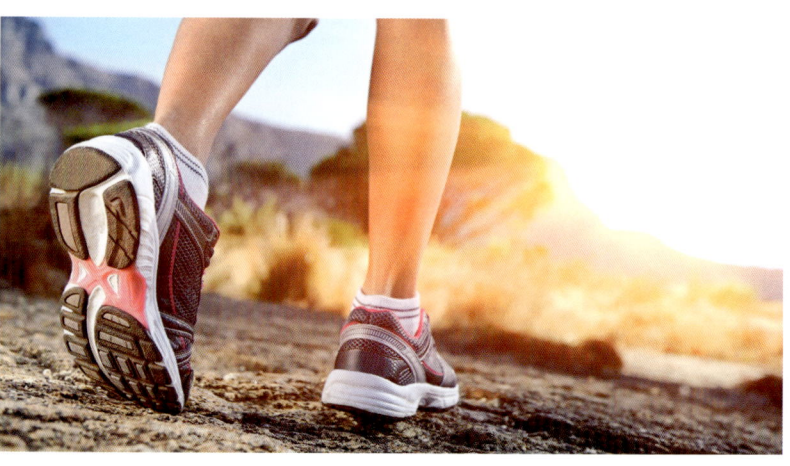

Wir suchen Sie – werden Sie Lauftrefftrainer!

Die Vorteile der YoungGo Bewegungsverstärker haben Sie überzeugt? Sie haben vielleicht schon erste Erfahrungen damit gemacht? Und vor allem haben Sie Spaß gemeinsam mit anderen in der freien Natur zu trainieren? Es gibt aber noch keine Laufgruppe in Ihrer Nähe?

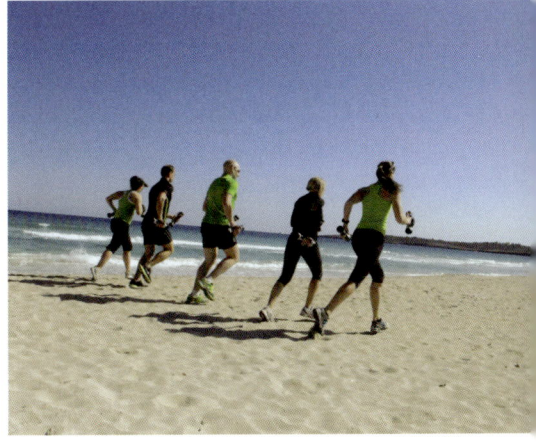

Perfekt! Wir suchen genau Sie! Werden Sie doch YoungGo Lauftrefftrainer in Ihrer Stadt oder Region und leiten eine Gruppe von Menschen, die gemeinsam YoungGo Laufen möchten oder mit dem Yo-You-Effekt abnehmen. Seien Sie der Motivator vor Ort und bringen Sie Menschen zusammen zum Erfolg. Und ganz nebenbei tun Sie gleich noch etwas für sich. Es ist ganz egal wie jung oder alt Sie sind, werden Sie Lauftrefftrainer von YoungGo und seien Sie ein Teil der neuen Bewegungswelle! Natürlich unterstützen wir Sie dabei. In Vorbereitung laden wir die ersten Trainer völlig kostenfrei in unsere Zentrale an den schönen Bodensee ein. Hier werden wir Ihnen in einem Ein-Tages-Seminar die wichtigsten Grundlagen der YoungGo Bewegungsverstärker näherbringen. Wir werden gemeinsam trainieren, Spaß haben und Sie sind von Anfang an im Herzen des Yo-You-Effektes dabei. Diese Kraft nehmen Sie mit nach Hause und geben Sie an alle Teilnehmer in Ihrer Region weiter. Es ist selbstverständlich, dass Sie ein Zertifikat erhalten. Die ersten 77 YoungGo Lauftrainer erhalten eine besondere Unterstützung wie z. B. Tagesausbildungen oder Einkaufsvorteile. Mehr Informationen finden Sie unter: www.younggo.info/lauftreff.

Was natürlich bei dem Seminar nicht zu kurz kommen wird: Sie lernen die Lebensfreude und den guten Wein des Bodensees inklusive die Menschen hinter YoungGo kennen!

Wir freuen uns auf Sie!

Mein persönliches Messprotokoll

Vertrauen ist gut, Kontrolle ist besser! Deshalb: kontrollieren Sie Ihren Erfolg regelmäßig. Aber bevor Sie anfangen sich jeden Tag eifrig auf die Waage zu stellen, hier ein kleiner Hinweis, wie Sie dies am besten durchführen:

Wiegen Sie sich nur einmal die Woche und das am besten direkt nach dem Aufstehen und noch vor dem Frühstück!

Wundern Sie sich aber bitte anfangs nicht, dass Sie vielleicht plötzlich schwerer sind als zu Beginn Ihres Modules. Gerade bei Modul 3 wird mit Sicherheit diese Frage aufkommen. Wir können Sie beruhigen, denn durch vermehrte sportliche Bewegung bauen Sie Muskeln auf und Muskeln sind bekanntlich schwerer als Fett. Durch das Training verändert sich Ihre Körperzusammensetzung zu Gunsten Ihrer muskel- und fettfreien Masse. Also: nicht verzweifeln und weitermachen wie bisher! Sie werden es nicht nur im Spiegel sehen, sondern auch an Ihrer Kleidung merken.

Messen Sie auch wöchentlich Ihren Bauchumfang. Wenn Ihr Bauchumfang schmilzt, können Sie mit dieser kleinen Faustformel ganz leicht Ihren Fettverlust berechnen:

Verlust von 1 cm Bauchumfang = 0,8 – 1,0 kg Fettverlust

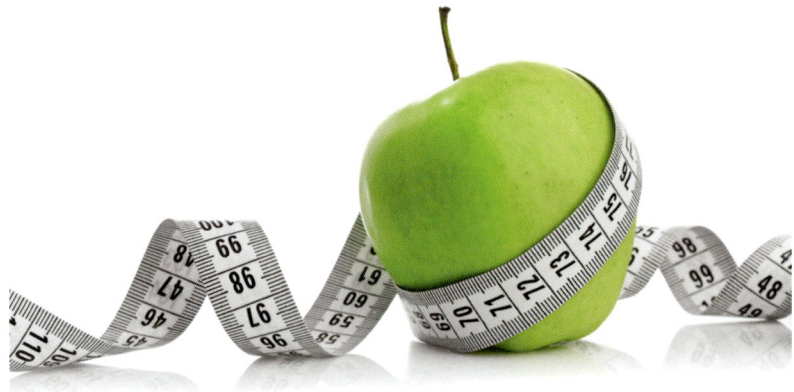

So, nun aber immer fleißig Ihren Erfolg kontrollieren, dokumentieren und den Yo-You-Erfolg spüren, aber auch genießen!

	Mess-datum	Bauch-umfang (cm)	verlorener Bauchum-fang (cm)	Ge-wicht (kg)	ver-lorene Kilos	Wie fühle ich mich heute?
Startgewicht						
Woche 1						
Woche 2						
Woche 3						
Woche 4						

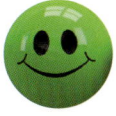 Hoch motiviert und bei bester Laune!

 Ich war nicht ganz so zufrieden mit meiner Woche, aber in der nächsten starte ich wieder voll durch.

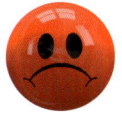 Es war einfach nicht meine Woche. Um mich weiter zu motivieren, lese ich Kapitel ab Seite 113!

Lassen Sie uns die ersten vier Wochen Revue passieren. Wie steht es um Ihr Wohlbefinden? Hat sich Ihr Allgemeinbefinden schon zum Besseren hin verändert?

Kopfschmerzen	☐ keine	☐ mäßige	☐ mittlere	☐ starke
Verdauung	☐ schlechte	☐ mäßige	☐ gute	☐ sehr gute
Sodbrennen	☐ kein	☐ mäßiges	☐ mittleres	☐ starkes
Gelenkschmerzen	☐ keine	☐ mäßige	☐ mittlere	☐ starke
Wetterfühligkeit	☐ keine	☐ mäßige	☐ mittlere	☐ starke
Energielosigkeit	☐ keine	☐ mäßige	☐ mittlere	☐ starke
Freude	☐ keine	☐ mäßige	☐ mittlere	☐ große

Weiter geht es mit neuem Schwung und Motivation in die nächsten vier Wochen.

	Mess-datum	Bauch-umfang (cm)	verlorener Bauchum-fang (cm)	Ge-wicht (kg)	ver-lorene Kilos	Wie fühle ich mich heute?
Startgewicht						
Woche 5						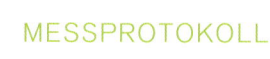
Woche 6						
Woche 7						
Woche 8						

Haben Sie nach Woche 8 gemerkt, wie Sie sich selber zum Positiven verändern? Werden Sie von Ihrer Umgebung anders wahrgenommen? Was sagt Ihr Allgemeinbefinden?

Kopfschmerzen	☐ keine	☐ mäßige	☐ mittlere	☐ starke
Verdauung	☐ schlechte	☐ mäßige	☐ gute	☐ sehr gute
Sodbrennen	☐ kein	☐ mäßiges	☐ mittleres	☐ starkes
Gelenkschmerzen	☐ keine	☐ mäßige	☐ mittlere	☐ starke
Wetterfühligkeit	☐ keine	☐ mäßige	☐ mittlere	☐ starke
Energielosigkeit	☐ keine	☐ mäßige	☐ mittlere	☐ starke
Freude	☐ keine	☐ mäßige	☐ mittlere	☐ große

Schauen Sie doch mal auf Ihr Allgemeinbefinden nach Woche vier und vergleichen Sie es mit jetzt. Merken Sie, wie Ihre Symptome langsam verschwinden und Ihre Freude steigt?

Schon jetzt hat es sich doch für Sie gelohnt, oder!?

☐ ja   ☐ nein

Wenn Sie diese Frage mit einem deutlichen „Ja" beantworten können, dann können wir Ihnen nur raten: Endspurt in die nächsten vier Wochen.

	Mess-datum	Bauch-umfang (cm)	verlorener Bauchum-fang (cm)	Ge-wicht (kg)	ver-lorene Kilos	Wie fühle ich mich heute?
Startgewicht						
Woche 9						
Woche 10						
Woche 11						
Woche 12						

Wie geht es Ihnen am Ende unseres Yo-You-Programmes? Was sagt Ihr Allge-meinbefinden?

Kopfschmerzen	☐ keine	☐ mäßige	☐ mittlere ☐ starke
Verdauung	☐ schlechte	☐ mäßige	☐ gute ☐ sehr gute
Sodbrennen	☐ kein	☐ mäßiges	☐ mittleres ☐ starkes
Gelenkschmerzen	☐ keine	☐ mäßige	☐ mittlere ☐ starke
Wetterfühligkeit	☐ keine	☐ mäßige	☐ mittlere ☐ starke
Energielosigkeit	☐ keine	☐ mäßige	☐ mittlere ☐ starke
Freude	☐ keine	☐ mäßige	☐ mittlere ☐ große

Spüren Sie den deutlichen Unterschied zwischen heute und Ihrem Programm-Start?

☐ ja   ☐ nein

Wenn Sie mit einem „Ja" antworten, dann haben wir genau das erreicht, wofür wir stehen: mit Spaß, guter Laune, Schlemmen erfolgreich abnehmen und die Lebensqualität steigern.

Einfach Yo-You! Wir sind stolz auf das, was Sie geleistet haben! Und Sie kön-nen ebenfalls stolz auf sich sein!

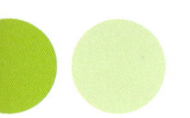

Erfolg steckt an

Jeder erzählt gerne über seine Erfolge. Für dieses Buch konnten wir zwei Probanden aus unserer „echten" Studie mit Yo-You (Seite 96) gewinnen, von ihren Erfolgen zu berichten.

D. M.:

„Seit vielen Jahren kämpfe ich mit deutlichem Übergewicht und habe durch die bisher durchgeführten Diäten und Ernährungspläne keine deutliche Besserung erfahren. Mit dem YoungGo Vitalkurs habe ich bereits in den ersten acht Wochen zehn Kilo abgenommen und dann die Ernährungsumstellung zusammen mit dem Bewegungskonzept weiter durchgeführt, sodass ich heute insgesamt 28 Kilo leichter bin und ein ganz anderes junges und vitales Leben führen kann. Vielen Dank für die Hilfe!"

M. D.:

„Der Grund, beim YoungGo Vitalkurs mitzumachen war, insgesamt von der Stoffwechselseite gute Tipps zu bekommen und dadurch noch mehr Spaß am Leben zu haben. In acht Wochen habe ich insgesamt vier Kilo Fett verloren und dabei sechs Kilo Muskelmasse aufgebaut, bin also nicht leichter geworden, aber viel gesünder. Durch das Bewegungstraining mit den YoungGo Bewegungsverstärkern in Verbindung mit der Stoffwechselumstellung geht es mir heute viel besser, ich bin wacher und deutlich leistungsfähiger. Mir ging es nicht um Gewichtsreduktion, sondern um ein lebendigeres und gesünderes Leben."

Wir würden uns freuen, wenn auch Sie mit Ihrem persönlichen Erfahrungsbericht anderen Menschen helfen den Yo-You-Effekt an sich selbst auszuprobieren.

Die beste wissenschaftliche Auswertung ist oft nicht so stark wie ein persönlicher Erfahrungsbericht von Mensch zu Mensch. Auf der Internetseite www.younggo.info/erfolgsberichte finden Sie das zugehörige Formular.

Dort erfahren Sie auch, was uns Ihr Erfahrungsbericht wert ist.
Seien Sie Teil der neuen YoungGo Bewegung!

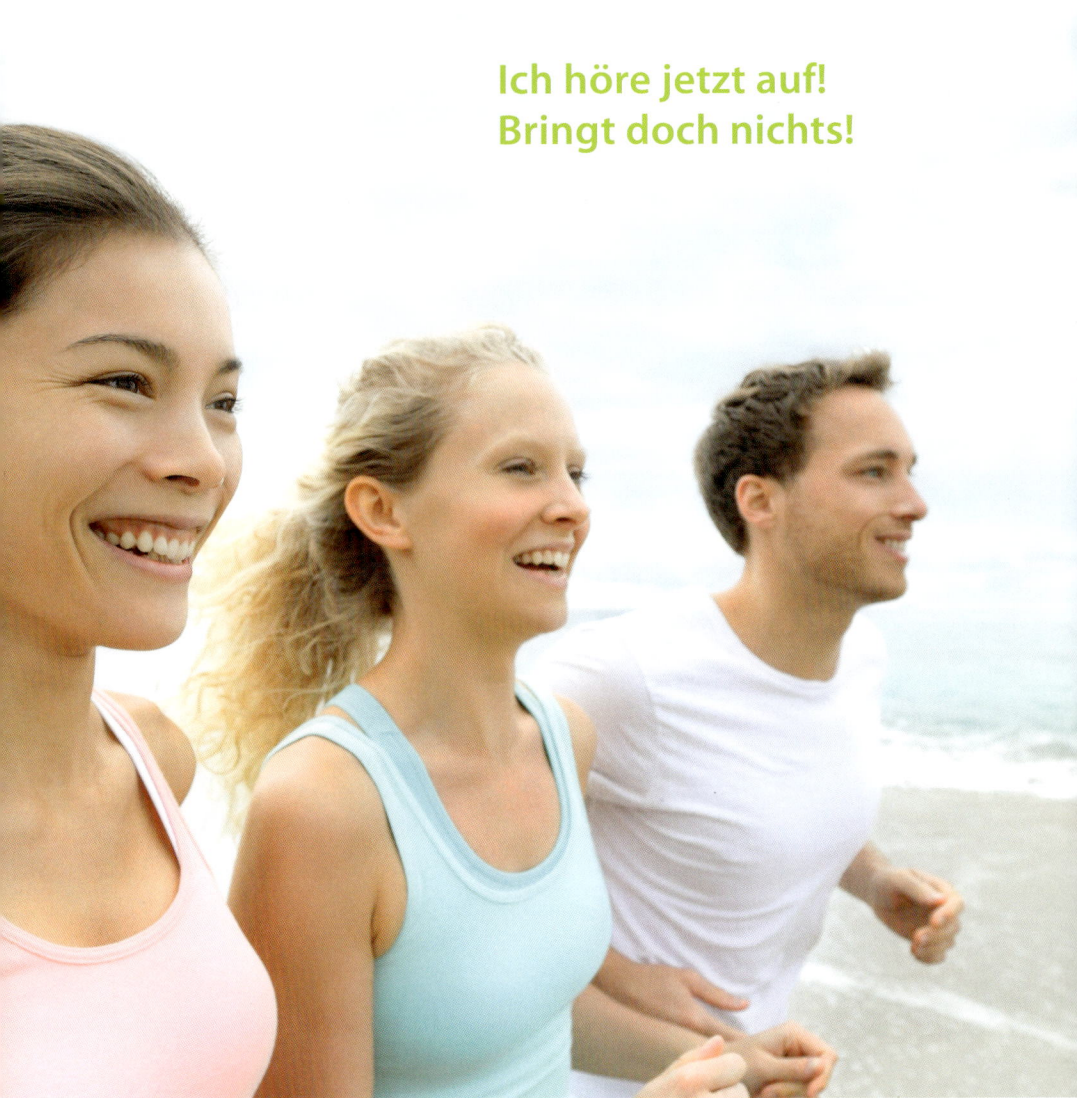

**Ich höre jetzt auf!
Bringt doch nichts!**

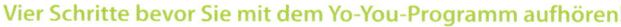

MOTIVATION.

Vier Schritte bevor Sie mit dem Yo-You-Programm aufhören!

Liebe Leserinnen, liebe Leser,

bevor Sie diesen Entschluss umsetzen, sollten Sie sich die Zeit nehmen diese Zeilen zu lesen. Ich weiß nicht, wie weit Sie nun schon gekommen sind, aber Sie sind an einem Punkt angelangt, der immer wieder kommen wird. Lassen Sie uns einmal heute über diesen Punkt sprechen.

Mein Name ist Ingo Bächle und ich habe mich sehr viel mit dem Thema Motivation und Erfolg befasst. Ich habe vielen Menschen helfen dürfen in ihrem Leben etwas zu verändern.

Ich habe mich eines Tages selbst einmal gefragt, warum meine Ergebnisse in meinem Leben immer eher unterdurchschnittlich waren. Zu diesem Zeitpunkt habe ich jedes Buch, welches es zum Thema Erfolg und Durchhaltevermögen auf dem Markt gab, gelesen. Ergebnis: Es hat sich nichts verändert, weil ich mich nicht verändert habe. Ich habe zwar folgendes Zitat immer wieder gelesen, aber es nicht wirklich verinnerlicht.

„Wenn du immer wieder das tust,
was du immer schon getan hast,
dann wirst du immer wieder das bekommen,
was du immer schon bekommen hast.
Wenn du etwas anderes haben willst,
musst du etwas anderes tun!
Und wenn das, was du tust,
dich nicht weiterbringt,
dann tu etwas völlig anderes –
statt mehr vom gleichen Falschen!"

(Paul Watzlawick, Philosoph, 1921–2007)

Vielleicht ist jetzt genau der richtige Zeitpunkt etwas zu tun, was Sie sonst nicht tun würden. Bleiben Sie im Spiel und machen Sie mit dem Programm weiter. Geben Sie sich noch einmal drei Tage und schauen Sie was passiert. Das Leben wird Sie sicherlich dafür belohnen. Es hat sich immer gezeigt, dass im Leben der Durchbruch immer dann kurz bevor steht, wenn der Drang zum Aufgeben am Größten ist. Was sind dann noch einmal drei Tage, wenn sich dann der gewünschte Erfolg einstellt!? Das Bild zeigt dies deutlich.

Ich rutschte von einem Ratgeber zum anderen und stand am Ende immer noch ratloser da. Was lief wirklich falsch? Was hat dies mit Abnehmen zu tun?

Abnehmen hat auch etwas mit Zielsetzung zu tun. Meistens beginnen hier schon die ersten Fehler. Sind die Ziele zu hoch, werde ich ganz schnell zu denen gehören, die aufgeben werden. Tappen Sie nicht in diese Falle. Prüfen Sie bitte noch einmal, ob Ihr Ziel/Wunschgewicht wirklich realistisch war. Ist Ihr Ziel zu hoch, ist die automatische Folge „Aufgeben". Wir werden später im Kapitel noch einmal auf eine erfolgreiche Zielsetzung eingehen. Der zweite Schritt kann also sein, über den Punkt „des Aufgebens" hinwegzukommen, indem Sie sich jetzt noch einmal neue Ziele setzen. Wie, erkläre ich am Schluss dieses Kapitels.

Der dritte Schritt ist: Nehmen Sie sich den Druck weg. Unter Druck leiden die Freude und der Spaß. Geben Sie sich einfach etwas mehr Zeit und freuen Sie sich über die kleinen Erfolge. Denn nur der Weg der kleinen Schritte bringt Sie zu Ihrem Wunschgewicht. Es gibt überhaupt keinen Grund daran zu zweifeln, warum dies bei Ihnen nicht funktionieren könnte. Sie brauchen vielleicht etwas länger als der Durchschnitt. Na und? Das Ergebnis zählt.

Kleine Erfolge sind zum Beispiel: Der Bauchumfang ging leicht zurück. Die Hose sitzt schon etwas lockerer oder Ihr biologisches Alter ging um ein oder zwei Jahre zurück. Dies sind ganz sichere Anzeichen dafür weiterzumachen. Was im Kleinen Wirkung gezeigt hat, wird auch im Großen Wirkung zeigen. Alles was Sie noch dafür tun müssen ist Geduld zu haben. Also machen Sie einfach weiter.

„Alles auf einmal tun wollen zerstört alles auf einmal."
(Georg Christoph Lichtenberg, 1742–1799)

Der vierte Schritt ist für mich persönlich der wichtigste Schritt. Nehmen Sie mit Gefühl ab.

Dazu muss ich kurz ausholen, es wird sich aber für Sie persönlich lohnen. Begleiten Sie mich kurz auf dem Weg zu den Naturgesetzen. Wir werden diese nicht ändern können. Aber wir sollten diese Kräfte für uns nutzen und nicht gegen uns. Sonst wird es schwer.

Beginnen wir mit dem Gesetz der Schwerkraft. Wenn Sie einen Stift in der Hand halten und lassen ihn los, dann wir dieser ganz sicher zu Boden fallen. Sie können dabei denken was Sie wollen und sich vorbereiten. Sobald Sie den Stift loslassen, fällt er zu Boden.

Es gibt aber auch ein Gesetz der Anziehungskraft, das genau so funktioniert. Was ich denke, kommt in mein Leben. Es gibt unzählige Bücher darüber. Vielleicht haben Sie auch so ein Buch gelesen: „Wünsch dir was." Hat dies bei Ihnen funktioniert? Es gibt dabei einen großen Irrtum. Das Gesetz der Anziehung funktioniert nicht auf Sprache, Wunschzetteln oder ähnlichem. Hier kommen die Lösung und das Geheimnis für das Gesetz der Anziehung. Sie werden es kaum glauben, aber alles was zählt ist das Gefühl. Bleiben wir beim Abnehmen, ein Beispiel dazu:

In manchen Seminaren zu diesen Themen wird gesagt: „Alles was du tun musst: Stelle dich vor den Spiegel und sage zu dir: Ich bin schön und schlank." Sie schauen in den Spiegel und was passiert jetzt? Ich glaube ich muss hier nicht schreiben, was wir dann fühlen. Aber genau hier liegt der Knackpunkt. Sie ziehen nun genau das in Ihr Leben, was Sie dabei gefühlt haben und nicht was Sie gesagt haben. Dies ist der Grund, warum so viele Menschen es sich so schwierig machen. Nutzen Sie die Naturgesetze nun für sich!

Nun sind wir bei der Zielsetzung mit der Hilfe der Naturgesetze. Schreiben Sie nur Ziele auf, die bei Ihnen auch wirklich gute Gefühle auslösen. Gut gebrüllt, Löwe – aber wie funktioniert dies? Leider reicht dieses kurze Kapitel dafür nicht ganz aus. Aber hier ein paar Hilfestellungen:

Gute Gefühle spüren Sie auch in Ihrem Bauch. Deshalb sind Programme zum Abnehmen, gegen die sich Ihr Bauch(gefühl) wehrt, in der Regel zum Scheitern verurteilt. Entscheidungen, die mit Ihrem Bauchgefühl übereinstimmen, sind in der Regel richtig gute Treffer. Mit einem guten Bauch(gefühl) abnehmen wird Sie mit Spaß und Freude zum Erfolg führen.

Nehmen Sie sich nun bitte einen Stift und formulieren Sie Ihre Ziele neu. Nennen wir diese nun die Bauchgefühl-Ziele. Achtung: Denken Sie daran, wenn diese Ziele kein gutes Gefühl in Ihnen auslösen, bringen die Ziele nichts, leider sogar das Gegenteil. Es sind nur ein paar Minuten, die Ihr Leben nachhaltig verändern werden. Nun zu den Beispielen:

Gibt es ein Kleidungsstück in Ihrem Schrank, das Sie schon länger nicht mehr anziehen konnten?
Was für ein Gefühl löst in Ihnen das Bild aus, wenn Sie nach zwölf Wochen dieses Kleidungsstück ohne Probleme anziehen können? Sollten diese Gefühle gut sein und Ihnen ein Lächeln ins Gesicht zaubern, dann sind Sie auf der richtigen Spur! Jetzt heißt es nur dieses Gefühl zu erleben. Je intensiver Sie dieses Gefühl spüren, umso schneller werden Sie am Ziel sein. Spielen Sie durch, wo Sie dann als Erstes hingehen werden. Schauen Sie sich jetzt im Spiegel mit diesem Kleidungsstück an und Sie werden wahrscheinlich ein glückliches und stolzes Gesicht sehen. Spüren Sie diese Freude, die Sie erleben werden.

Ein weiteres Beispiel kann sein, falls es dieses Kleidungsstück nicht gibt, einfach die Ziele anders zu definieren. Sie wollen acht Kilogramm in zwölf Wochen abnehmen. Sie merken aber, dass sich bei diesem Ziel kein gutes Gefühl entwickelt – dann formulieren Sie es um, bis sich gute Gefühle einstellen. Dazu können Sie folgende Sätze nutzen:
Ich kann mir vorstellen, acht Kilogramm abzunehmen. Mit jedem Tag wird es besser und der Glaube daran, acht Kilogramm abzunehmen, wird stärker. Mein Körper ist in der Lage genügend Fett zu verbrennen, damit ich in zwölf Wochen acht Kilogramm abnehmen kann. Der Gedanke, mit acht Kilogramm weniger Gewicht den Tag bestreiten zu können, fühlt sich gut an usw.

Merken Sie den Unterschied und was dies bei Ihnen auslöst? Jetzt heißt es nur noch, dieses Gefühl so oft wie möglich pro Tag erlebbar zu machen. Ihr Gehirn kennt keinen Unterschied zwischen erdachten Gefühlen und tatsächlich erlebten Gefühlen.

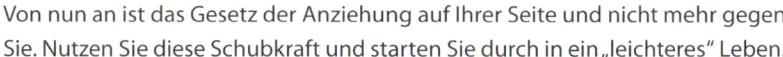

Von nun an ist das Gesetz der Anziehung auf Ihrer Seite und nicht mehr gegen Sie. Nutzen Sie diese Schubkraft und starten Sie durch in ein „leichteres" Leben.

„Das was jemand von sich selbst denkt, bestimmt sein Schicksal."

(Mark Twain, 1835 – 1910)

Noch eine kleine Fußnote am Rande. Es ist dem Gesetz der Anziehung egal, was Sie darüber denken. Es wirkt immer. Das ist wie mit dem Stift, den Sie loslassen. Sie können sich noch so intensiv vorstellen, dass der Stift nicht aus der Hand fällt. Das Gesetz der Schwerkraft wird immer funktionieren. Nutzen Sie also diese Kräfte für sich und die Veränderung wird kommen.

Abschluss:
Im Chinesischen gibt es für das Wort Krise und Chance das gleiche Schriftzeichen. Vielleicht können Sie diese Zeilen nutzen, aus der Krise „weiterzumachen", in die wirkliche Chance, in ein leichteres Leben überzuleiten. Dies wünsche ich Ihnen von ganzem Herzen und gute Gefühle satt.

Ihr Ingo Bächle

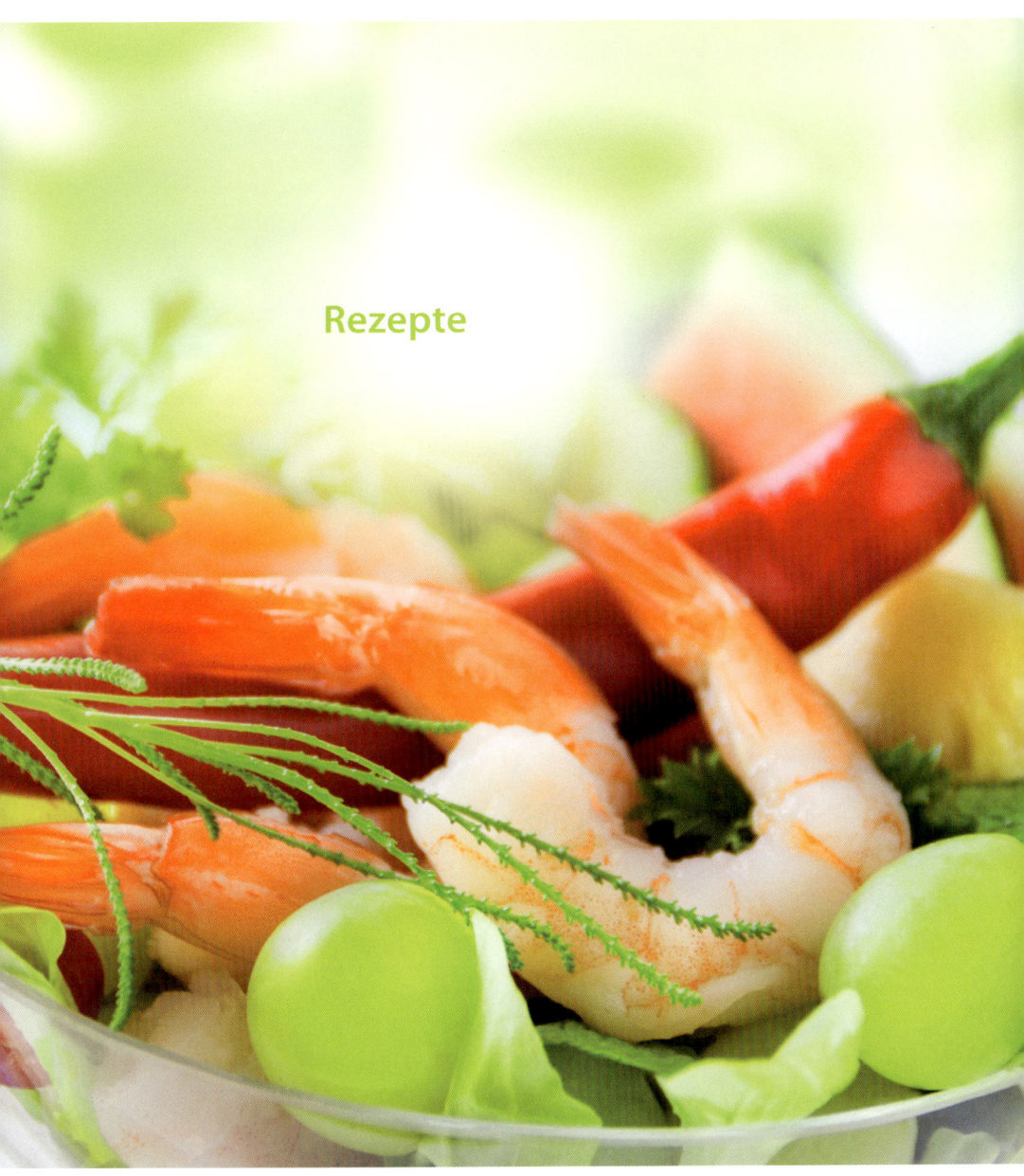

Rezepte

Im Folgenden haben wir erste eiweißreiche und kohlenhydratarme Rezepte für Sie zusammen gestellt. Weitere schmackhafte Rezepte finden Sie auf unserer Internetseite www.younggo.info/rezepte.

Gemüse-Quark-Auflauf

Zutaten für 2 Portionen:
- 250 g Quark
- 1 Ei
- 100 g Zucchini
- 100 g Paprikaschoten
- 1 kleine Zwiebel
- Schnittlauch, Petersilie fein geschnitten
- Salz, Pfeffer

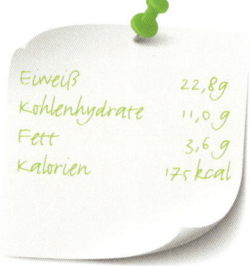

Eiweiß 22,8 g
Kohlenhydrate 11,0 g
Fett 3,6 g
Kalorien 175 kcal

Zubereitung: Gemüse waschen und in kleine Würfel schneiden. Zwiebel schälen und fein hacken. Ei in einer Schüssel verquirlen, Quark, Zwiebel und Gemüse dazu geben. Mit den Kräutern und Gewürzen verfeinern und alles gut vermischen. Masse in eine gefettete Auflaufform geben und bei 180°C ca. 20–30 Minuten backen.
Alternativ kann das Gemüse auch durch andere Sorten ersetzt werden.

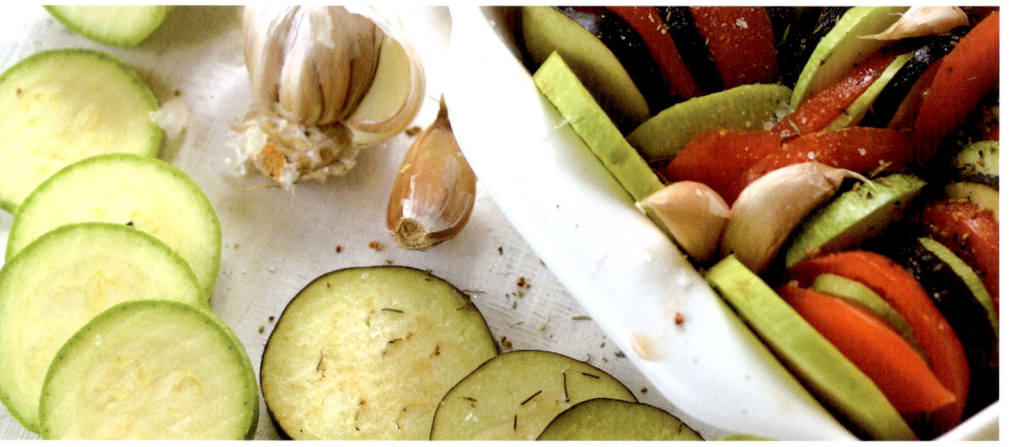

Hähnchenbrustfilet mit Tomate und Mozzarella in Kräuter-Sahne-Sauce

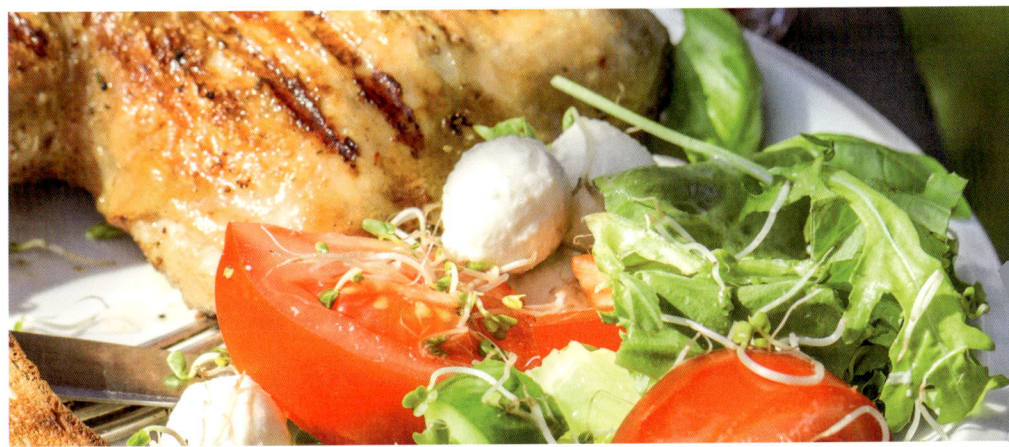

Zutaten für 2 Portionen:

- 2 Hähnchenbrustfilets
- 1 Tomate
- 1 Kugel Mozzarella
- 100 ml Sahne
- 100 ml Milch (1,5 %)
- 1 Knoblauchzehe
- ½ Bund frischen Oregano
- Salz, Pfeffer

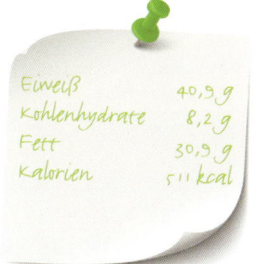

Eiweiß	40,9 g
Kohlenhydrate	8,2 g
Fett	30,9 g
Kalorien	511 kcal

Zubereitung: Hähnchenbrustfilet mit Salz und Pfeffer würzen, von beiden Seiten anbraten und in eine Auflaufform geben. Die Tomaten in Scheiben geschnitten auf die Filets legen, etwas salzen und pfeffern. Mozzarella in Scheiben auf die Tomaten legen. Für die Sauce: Knoblauch fein hacken, Oreganoblättchen klein schneiden. Sahne, Milch, Salz, Pfeffer, Knoblauch und Oregano in eine Schüssel geben, verrühren und anschließend über die Hähnchenbrustfilets gießen. Alles bei 180–200 °C für ca. 30 Minuten im Ofen backen. Dazu Eiweißbrot.

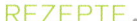

Hüttenkäse-Salat

Zutaten für 2 Portionen:

- 2 Becher Hüttenkäse
- 2 Paprikaschoten
- 2 kleine Gurken
- 1 kleine Dose Mais
- 2 Fleischtomaten
- Petersilie
- Salz, Pfeffer

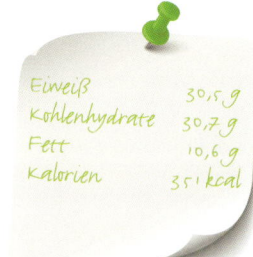

Eiweiß   30,5 g
Kohlenhydrate   30,7 g
Fett   10,6 g
Kalorien   351 kcal

Zubereitung: Das Gemüse klein schneiden und mit dem Hüttenkäse und dem Mais in einer Schüssel vermischen und würzen.
Dazu Eiweißbrot.

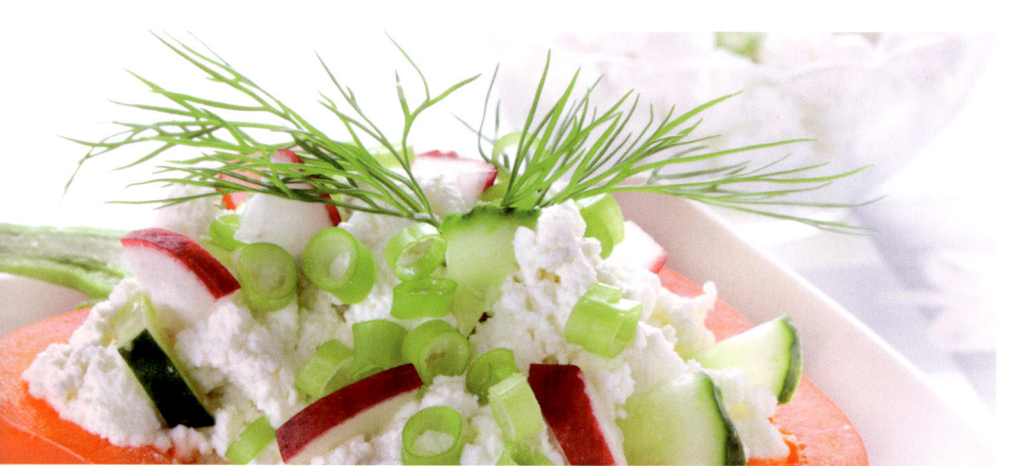

Gemüse-Hackfleisch-Bolognese

Zutaten für 2 Portionen:
- 500 g Hackfleisch (Rind)
- 1 Zucchini
- 2 Paprika
- 1 Dose gestückte Tomaten
- 1 Tube Tomatenmark
- 200 ml Wasser
- 1 kleine Zwiebel
- 1 EL Gemüsebrühe
- Edamer gerieben
- Gewürze, Kräuter

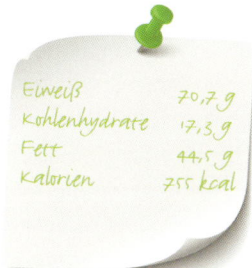

Eiweiß 70,7 g
Kohlenhydrate 17,3 g
Fett 44,5 g
Kalorien 755 kcal

Zubereitung: Paprika und Zucchini in Würfel schneiden und in eine Auflauf-form geben. Zwiebel klein schneiden und mit dem Hackfleisch durchbraten. Mit den Tomaten und Wasser aufgießen und mit dem Tomatenmark andicken, Gemüsebrühe unterrühren und mit Kräutern und Gewürzen abschmecken. Diese Soße über das Gemüse geben und mit Edamer bestreuen – 20 min bei 160 °C im vorgeheizten Backofen backen.

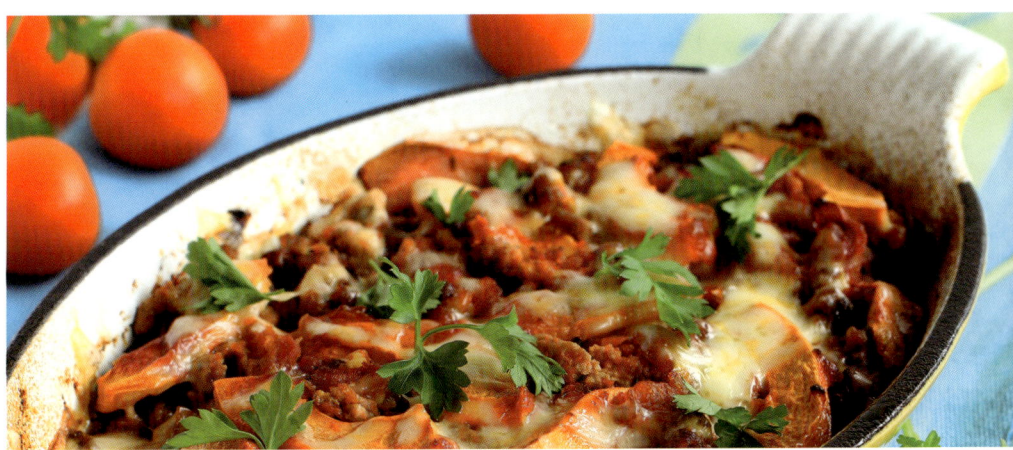

Schlusswort

Sicherlich haben Sie sich die ganze Zeit gefragt, wer ist eigentlich der Autor dieses Buches? Diese Frage ist nicht ganz einfach zu beantworten, denn es haben sehr viele Wissenschaftler daran mitgearbeitet. Doch als Sportler und Weltmeister im Rudern lag mir das Thema Bewegung schon immer am Herzen. Nach meiner sportlichen Laufbahn habe ich anschließend das Studium der Ernährungswissenschaft begonnen und mit dem Diplom beendet. Durch einen sogenannten Zufall habe ich dann einen Mentor kennengelernt, der mir national und international die Chance gab, einem breiten Publikum mein Wissen im Bereich Sport, Gesundheit und Ernährung weiterzugeben. Während dieser Zeit habe ich natürlich unterschiedliche Wissenschaftler kennenlernen dürfen und dabei jedes Mal etwas dazulernen können. Dadurch entstand immer stärker der Wunsch, diese Menschen an einen Tisch zu bringen. Die YoungGo GmbH gab mir nun dazu die Möglichkeit. Dafür möchte ich mich ganz herzlich bedanken!

Meine Mitautorin, die promovierte Ernährungswissenschaftlerin Frau Dr. Stefanie Geißler, hatte sich jahrelang der experimentellen Forschung gewidmet, bevor auch sie den Weg zur YoungGo GmbH fand. Durch ihre Erfahrungen und der Leidenschaft, wissenschaftlich zu arbeiten, zu recherchieren und zu schreiben, haben wir gemeinsam durch unsere unterschiedlichen Werdegänge eine perfekte Kombination und wunderbare Basis für dieses Buch erschaffen. Entstanden ist dadurch kein wissenschaftliches Handbuch, vielmehr ein fundierter und vor allem verständlicher Weg für jeden Menschen, der seine biologische Uhr zurückdrehen und dabei auf echte wissenschaftliche Wahrheiten zurückgreifen möchte.

Natürlich möchten wir uns als Autoren bei allen, die zu diesem Buch beigetragen haben, und vor allen Dingen bei Ihnen, liebe Leserin/lieber Leser, bedanken. Wir wünschen Ihnen viel Erfolg, Gesundheit und Wohlergehen!

Herzliche Grüße,

Marco Spielau und Dr. Stefanie Geißler

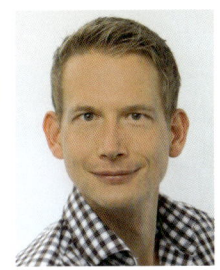

Marco Spielau

Marco Spielau ist Diplom-Ernährungswissenschaftler mit der Spezialisierung im Bereich der Mikronährstoffe, Ernährungsmedizin und Lebensmitteltechnologie. Im Jahr 2000 gewann er die Juniorenweltmeisterschaft im Rudern. Als wissenschaftlicher Mitarbeiter am Institut für Leistungsdiagnostik und Gesundheitsförderung (ILUG) e.V. an der Martin-Luther-Universität in Halle ist er für den Bereich Ernährung, speziell Sporternährung, Produktentwicklung, Optimierung der Gemeinschaftsverpflegung und individuelle Beratungen tätig. Die Betreuung von Spitzensportlern sowie Fußballmannschaften im Bereich Ernährung und Nahrungsergänzung ist ebenfalls Teil seiner Arbeit. Weiterhin hält er zahlreiche Seminare zu verschiedenen Themen der Ernährung und Gesundheit.

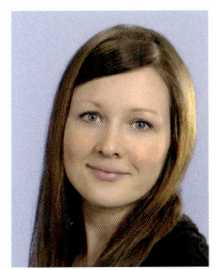

Dr. Stefanie Geißler

Dr. troph. Stefanie Geißler hat sich nach ihrem Studium der Ernährungswissenschaften in Halle der experimentellen Ernährungsforschung gewidmet. Während ihrer wissenschaftlichen Laufbahn promovierte sie in dem Bereich Membrantransport, speziell den Transport von Maillard-Reaktionsprodukten an Darm- und Nierenmodellen. Im Anschluss daran beschäftigte sie sich hauptsächlich mit der Analytik von Vitaminen und war als Dozentin für Studentenpraktika zuständig. Die Ergebnisse ihrer Arbeiten wurden in zahlreichen Publikationen in internationalen Fachzeitschriften veröffentlicht. Im Bereich Ernährung und Bewegung konnte sie während ihrer wissenschaftlichen Laufbahn ebenso Erfahrungen sammeln. Derzeit ist sie im Bereich der Produktentwicklung tätig.

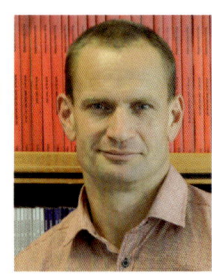

Dr. Simon Freiherr von Stengel

Dr. rer. biol. hum. Simon Freiherr von Stengel ist ausgebildeter Physiotherapeut und hat Sportwissenschaft mit den Schwerpunkten Erwachsenen- und Seniorensport studiert. Im Anschluss daran hat er im Osteoporosezentrum am Institut für medizinische Physik in Erlangen promoviert, wo er heute noch als wissenschaftlicher Mitarbeiter tätig ist und seine Habilitation anstrebt. Zahlreiche wissenschaftliche Beiträge zu den Ergebnissen seiner Arbeit wurden in nationalen und internationalen Fachzeitschriften veröffentlich. Seine umfangreichen Lehrtätigkeiten führt er an der Universität Erlangen und an der privaten Physiotherapieschule in Erlangen e.V. durch. Zudem arbeitet er als Referent bei Lehrgängen des Bayrischen Landes- und Sportverband. Ebenso kann er die Entwicklung der YoungGo Bewegungsverstärker sein eigen nennen.

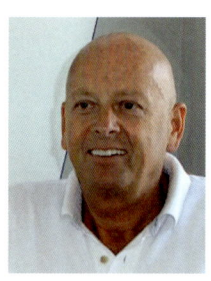

Dr. Peter Marcinowski

Dr. med. Peter Marcinowski, Orthopäde und Ernährungsmediziner, gründete 1986 das Medizinzentrum Meersburg mit Schwerpunkt Chirotherapie, spezielle orthopädische Schmerztherapie und Rückenschulung. Unter Einbeziehung der Naturheilkunde, Orthopädie sowie Ernährungsmedizin entwickelte er 2001 ein ganzheitliches Gesundheitskonzept. Darauf aufbauend wurde sein Zentrum 2009 das erste Forever Young Med Center in Deutschland. Er hält zahlreiche Vorträge im In- und Ausland zum Thema Prävention, Stoffwechseloptimierung und Gesundheitsprophylaxe. Zu diesen Bereichen konnte er bereits zahlreiche Publikationen veröffentlichen. Seit 2006 ist er Mitglied im Deutschen Verband der Pressejournalisten.

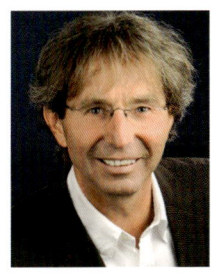

Professor Dr. Kuno Hottenrott

Professor Dr. phil. habil. Kuno Hottenrott habilitierte sich an der Universität Marburg und ist seit 2003 Professor an der Martin-Luther-Universität Halle-Wittenberg. Er ist Verfasser einer Vielzahl wissenschaftlicher Publikationen und Monografien vor allem zum Ausdauersport und zur Trainingswissenschaft. Im Jahr 2005 gründete er das „Institut für Leistungsdiagnostik und Gesundheitsförderung e. V. (ILUG)" an der Universität Halle. Er ist Direktor des ILUG und Leiter des Arbeitsbereichs Sportmedizin und Trainingswissenschaft am Department Sportwissenschaft. Hottenrott ist Initiator des stark nachgefragten Masterstudiengangs „Sport und Ernährung", der erste dieser Art in Deutschland. Seit 2013 ist Hottenrott Präsident der Deutschen Vereinigung für Sportwissenschaft (dvs).

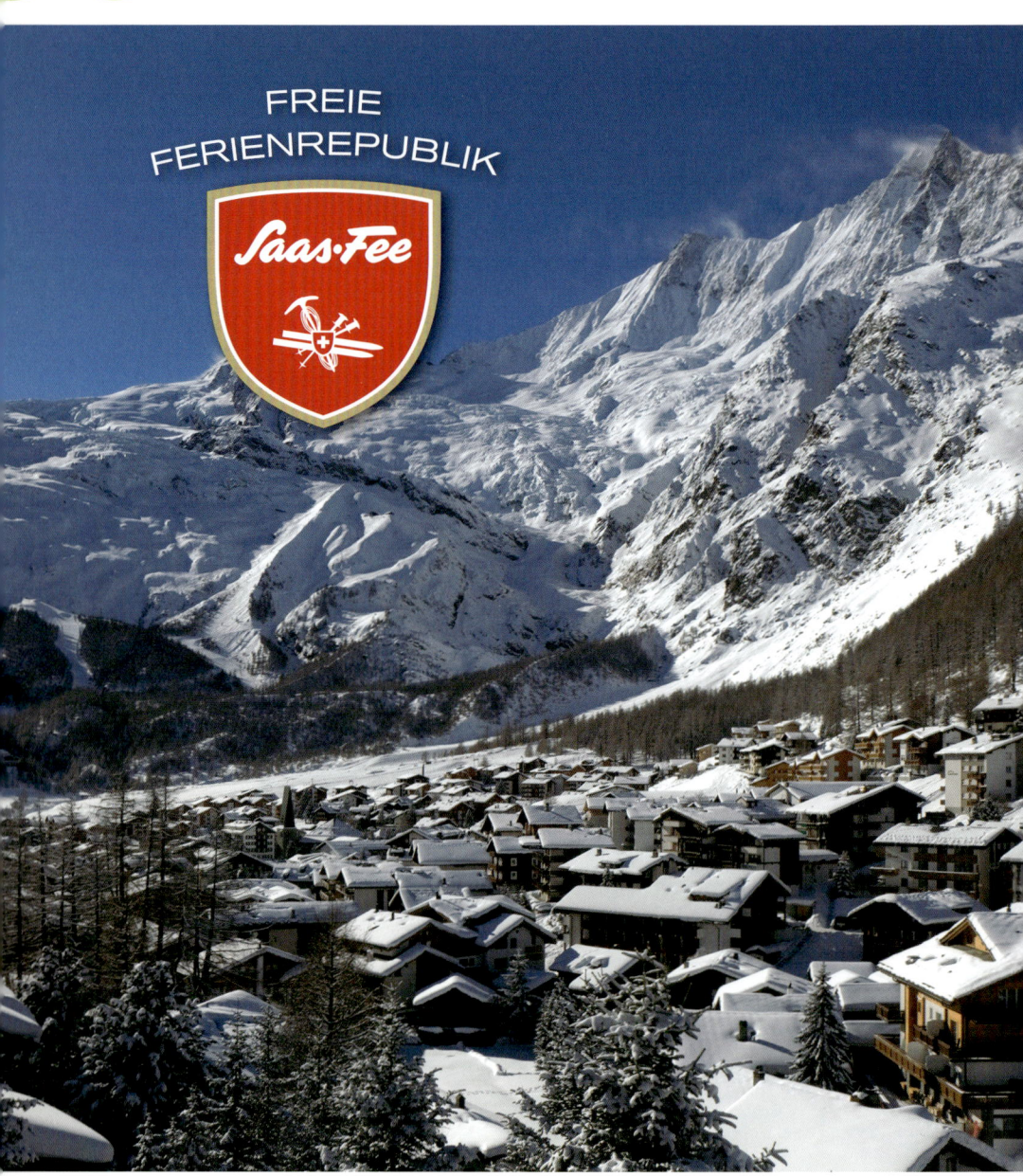

FREIE
FERIENREPUBLIK

YoungGo Trainingscenter in Saas-Fee

Die „Freie Ferienrepublik Saas-Fee" ist zu jeder Jahreszeit ein Eldorado für Sportbegeisterte. Mit rund 300 jährlichen Sonnentagen steht natürlich das ganzjährige Skifahren im Vordergrund der sportlichen Angebote. Aber auch für Nicht-Skifahrer gibt es in Saas-Fee ein riesiges Angebot sportlicher Aktivitäten.

Zudem ermöglicht die Swiss First Alpine Hotelgruppe als YoungGo Trainings-center im Rahmen eines Sport- und Wellness-Aufenthalts, YoungGo Bewe-gungsverstärker, das kleinste persönliche Fitness-Studio der Welt, kennenzu-lernen und unter fachkundiger Anleitung zu trainieren. Wer mit YoungGo Be-wegungsverstärkern nicht nur seine eigene körperliche Konstitution nach-

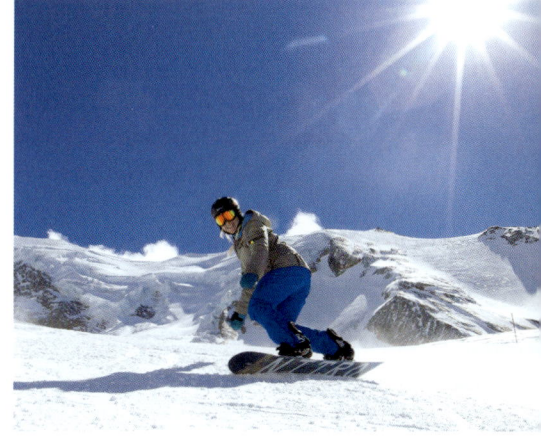

haltig verbessern möchte, sondern auch ein eigenes YoungGo Trainingscenter als neue be-rufliche Herausforderung sieht, kann in den Hotels der Swiss First Alpine Hotelgruppe eine qualifizierte Ausbildung zum YoungGo Instructor machen, die mit einer anschlie-ßenden Prüfung abgeschlossen wird.

Die Swiss First Alpine Hotelgruppe bietet au-ßerdem spezielle Ernährungs-Seminare für mehr körperliche Leistungsfähigkeit und ei-ner gesunden Gewichtsreduzierung ohne den sonst meist üblichen Jojo-Effekt mit wis-senschaftlich erprobten YoungGo Lifestyle-Produkten an.

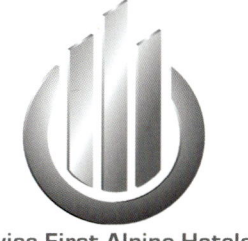

Swiss First Alpine Hotels

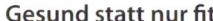
Gesund statt nur fit

Entspannung, Erholung und Ernährung vertreiben den Stress und mildern körperliche Leiden. Wellnessbranche wächst und bringt ständig neue Behandlungen und Angebote hervor. Schweizerhof, Saaserhof und Europa sind einen Schritt voraus.

Der Trend zu Wellness, was so viel wie „gute Gesundheit" bedeutet, entstand in den 1950er-Jahren in den Vereinigten Staaten von Amerika. Ziel des Wellnesskonzeptes waren körperliches und geistiges Wohlbefinden kombiniert mit Spaß und Lebensfreude. In der heutigen Zeit steht der Begriff Wellness in erster Linie für Anwendungen und Methoden zur Steigerung des körperlichen und geistigen Wohlbefindens. Neben den klassischen Wellnessanwendungen setzen die Swiss First Alpine Hotels auch auf zwei neue Trends, die der Gesundheit des Körpers äußerst zuträglich sind: Die Rede ist auf der einen Seite vom Leberfasten nach Dr. Worm, auf der anderen Seite vom neuen Fitnesstrend YoungGo.

Wussten Sie, dass kein anderes Organ Ihren Lebensstil derart unbarmherzig widerspiegelt wie Ihre Leber? Unser herkömmlicher Essensstil ist der grösste Feind der Leber, die durch ein Zuviel an Kohlenhydraten zur Fettleber wird und sich dafür langsam aber gnadenlos am Körper rächt: Übergewicht, Kreislaufbe-

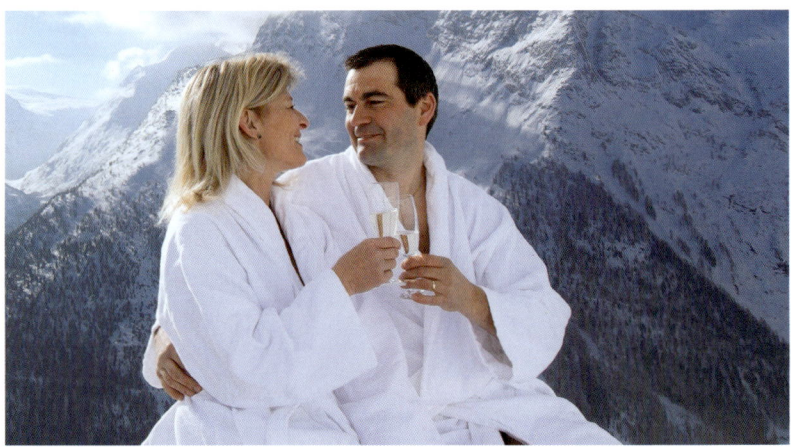

schwerden, Diabetes und Herzprobleme sind nur einige der Pfeilspitzen, welche die Leber abschießen kann. Die gute Nachricht: So rasch die Leber wütend wird, so schnell wird sie auch wieder zum besten Freund. Zwei Wochen Leberfasten nach Dr. Worm reichen, um die Leber wieder auf Vordermann zu bringen und sich ein neues Lebensgefühl zu verpassen.

Während zwei Wochen nimmt man drei Mal am Tag den speziellen und eigens für dieses Konzept entwickelten HEPAFAST-Drink zu sich. Zusätzlich wird Rohkost oder gedämpftes Gemüse gegessen. Nachhaltiger Haupteffekt laut Dr. Worm: „Durch die Entfettung der Leber und Bauchspeicheldrüse wird der Stoffwechsel wieder normalisiert und eine anschließende Gewichtsreduktion gelingt sehr viel leichter und dauerhafter." Der Schweizerhof ist das erste und zur Zeit einzige Hotel der Schweiz, das diese Behandlung anbieten darf.

„YoungGo ist eine revolutionäre, aber bestechend einfache Art und Weise, sich mit Spaß fit zu halten", erklärt Erfinder Dr. Simon von Stengel. In der Schweiz machen Schweizerhof und Saaserhof den ersten Schritt. Jonas Bumann vom Saaserhof ist der erste YoungGo Instructor der Schweiz. Die Idee ist laut Jonas einfach: „Dank zweier Hanteln mit sich verschiebenden Gewichten wird die Muskulatur beim Gehen, Laufen und bei Übungen an Ort und Stelle zusätzlich stimuliert und dadurch gekräftigt. Wissenschaftlich bewiesenes Resultat: Nach Langlauf ist YoungGo die weitaus effizienteste Art des Trainings, weit vor Radfahren, Jogging und sogar vor Nordic Walking."

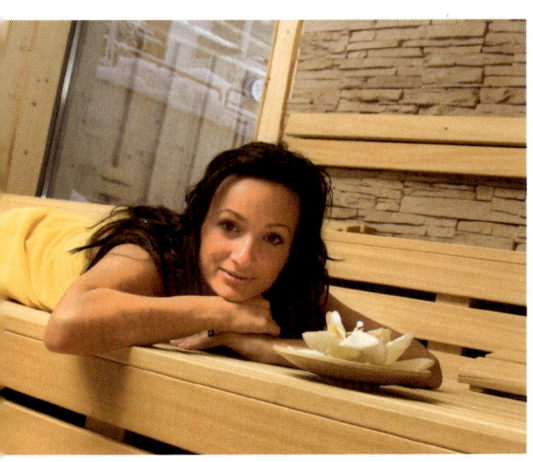
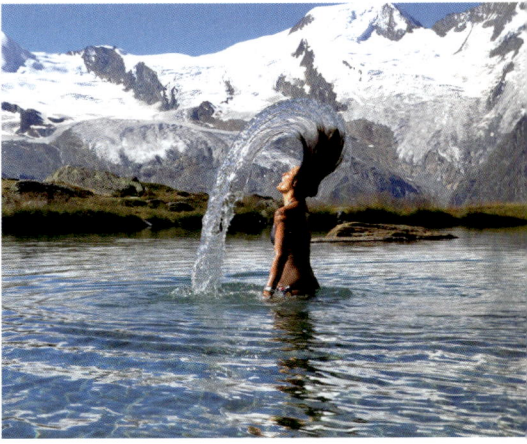

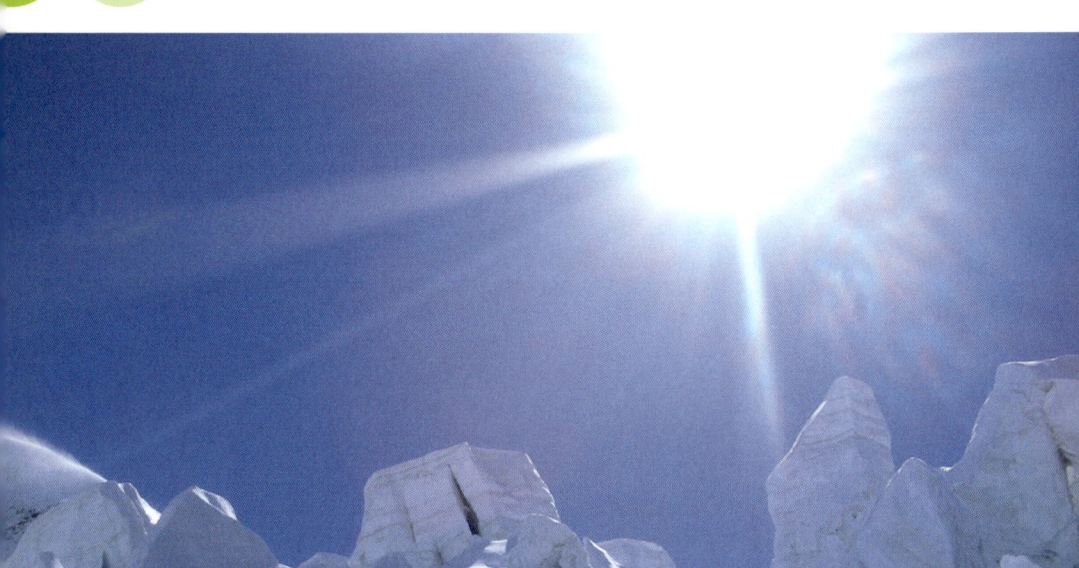

Einzigartige Natur in der Gletscherwelt erleben

Zwei Dinge sucht man in Saas-Fee vergeblich: Verkehrslärm und Abgase. Schon 1951 entschied sich die Gemeinde in weiser Voraussicht dafür, die Autos vor der Dorfgrenze aufzuhalten. Nur Elektrofahrzeuge verkehren auf den Feer Straßen. Ein kluger Entscheid, der die touristische Entwicklung des Dorfes äußerst positiv beeinflusst hat. Kein Wunder, dass der Ort auch heute Pionierarbeit leistet und als Energiestadt auf die Karte Nachhaltigkeit setzt. Das Dorf bestreitet seinen Energiebedarf an Elektrizität zu 100 Prozent aus sauberer Walliser Wasserkraft und ist auf dem besten Weg, die erste feinstaubfreie Gemeinde der Alpen zu werden.

Geburtsort des Skisports

Das karge Bergleben, Auswanderungswellen und Naturkatastrophen formten die Menschen und halfen später dabei zum Vorreiter im alpinen Tourismus zu werden. Der Ortspfarrer Johann Josef Imseng sensibilisierte nicht nur die Talbewohner für den Tourismus und für den Bau der ersten Hotels ab 1833. Er war 1849 auch der Erste, der in den Alpen auf zwei Brettern die Talflanken hinunterfuhr und damit die Skientwicklung begründete. 1951 bauten heimische Tourismuspioniere, bedroht von Bauern mit Mistgabeln und Sensen, den ersten Skilift. Heute zählt Saas-Fee mehr als 100 Gastbetriebe vom Nachtclub bis zum Sterne-Restaurant und bietet in Hotels, Herbergen und Ferienwohnungen Platz für zigtausend Gäste. Modernste Transportanlagen bis hin zur Metro bringen Berghungrige bis 3.500 Meter Höhe mit Blick auf ein atemberaubendes Panorama mit rund zwei Dutzend Viertausendern, darunter der höchste Berg der Schweiz (Dom) mit 4.545 Metern Höhe.

Heimat der Berge und Gletscher

Die Berge und damit verbunden die gewaltigen Gletscher rund um Saas-Fee sind mitunter das Beeindruckendste, was die Alpen zu bieten haben. Direkt beim Dorf auf 1.800 Metern über Meer strebt die Bergflanke des höchsten Schweizer Berges Dom zum Gipfel auf 4.545 Metern über Meer. 13 Viertausender Bergriesen bilden den Talkessel, in dem Saas-Fee liegt. Vom höchstgelegenen Drehrestaurant der Welt auf dem Mittelallalin auf 3.500 Metern über Meer zeigt das Panorama rund zwei Dutzend Viertausender der Walliser und der Berner Alpen. Die gewaltigen Gletscher an den Bergflanken oberhalb des Dorfes zeigen, welchen Urkräften der Talkessel seine Entstehung zu verdanken hat. Zudem machen die Firnfelder die Region zu einem Ganzjahresskigebiet, das die besten Ski- und Snowboardteams der Welt fürs Training nutzen. 2012 wurde Saas-Fee mit 100 Kilometern Pisten zum besten Skigebiet der Schweiz und zum zweitbesten der Alpen gewählt. Wen wundert es, dass in diesem Tal Olympiasieger und Weltmeister geformt wurden. Einmalig auch der Gletscherpavillon auf 3.500 Metern über Meer, der die Besucher tief in den Gletscher und in die Geheimnisse des Jahrtausende alten Eises entführt. Den beeindruckenden Eismassen verdankt der Ort auch seinen Beinamen: Gletscherdorf.

Im Herzen der Natur

Bei aller touristischen Entwicklung: Das Saastal hat viele seiner liebenswerten Eigenarten erhalten und zur Natur wurde und wird Sorge getragen. Kilometerweit kann man durch die Wälder und Wiesen des Saastals streifen, ohne einer Menschenseele zu begegnen. 350 Kilometer Wanderwege jeden Schwierigkeitsgrades begeistern Bergfreunde. Alpine Hochtouren locken die besten Bergsteiger der Welt in das Tal. Immer wieder tut man sich schwer, sich von dem Anblick der majestätischen Bergriesen zu lösen und den Blick auf die natürlichen Kostbarkeiten am Wegrand zu richten. Selbst die Murmeltiere scheinen sich der großen Bedeutung der Gastfreundschaft bewusst zu sein. Sie fressen an manchen Orten dem Gast buchstäblich aus der Hand.

Ungespielte Walliser Kultur

Die Walliser Kultur der Berglandwirtschaft lebt. Die alten Kornspeicher, die schwarzen Walliser Häuser, ursprüngliche Haustiere wie Schwarznasenschaf, Schwarzhalsziege oder die schwarze Eringerkuh sind im Alltag präsent. Sakrallandschaften mit Kirchen, Kapellen und Kreuzwegen sind weit verbreitet. Kunstschätze warten in Dorfmuseen auf Entdeckung. Die alte Kulinarik wie Trockenfleisch, Roggenbrot, Saaser Hauswurst oder Bergkäse findet sich im Tal auf den Speisekarten von der Berghütte bis hin zu der höchsten Sternegastronomie.

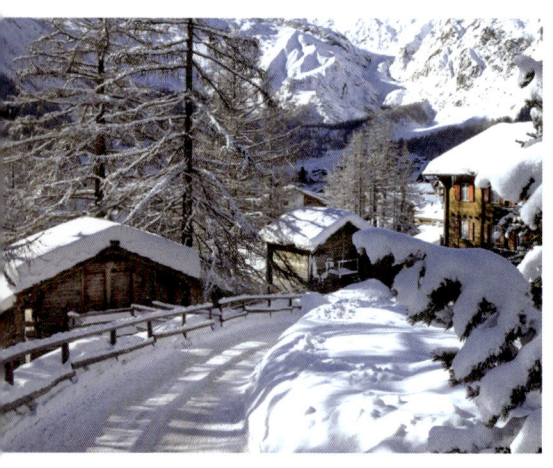

Ist Saas-Fee einzigartig genug für Sie?

Saas-Fee hat alle Sommer- und Wintereinrichtungen, die man sich von einem topmodernen Urlaubsort in den Bergen wünschen kann. Das haben aber andere Orte auch. Es gibt Dinge, die Saas-Fee einzigartig machen:

- Das Dorf Saas-Fee ist komplett autofrei. Nur langsame Elektrofahrzeuge dürfen auf den Dorfstraßen fahren.
- Das Saastal ist die einzige Urlaubsregion weltweit, die eine eigene Ferienrepublik

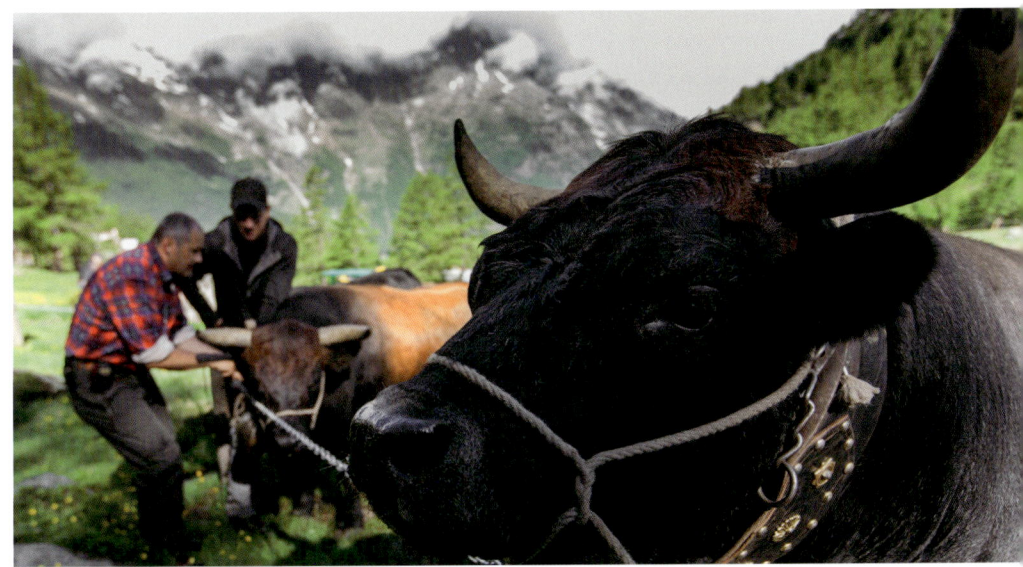

bildet, die eigene Botschaften betreibt und in der Gäste per Pass Bürger werden können.

- Dank seiner geschützten und südlichen Lage weist Saas-Fee unter den alpinen Urlaubsorten die meisten Schönwettertage auf (ca. 300 pro Jahr).
- Über 41.000 Skifahrer wählten Saas-Fee 2012 zum besten Skigebiet der Schweiz und zum zweitbesten der Alpen.
- Absolute Schneesicherheit und der Gletscher machen Saas-Fee zu einem Ganzjahresskigebiet.
- 18 Viertausender befinden sich sozusagen in Reichweite.
- Die Gletscher sind nur einen Steinwurf entfernt.
- Die Gemeinde Saas-Fee setzt auf eine nachhaltige Tourismusentwicklung und wird zur ersten feinstaubfreien Gemeinde der Alpen.
- Superlative, wie höchstgelegenes Drehrestaurant der Welt; größter und höchstgelegener Eispavillon der Welt; höchstgelegene Metro der Welt.

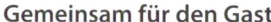

Gemeinsam für den Gast

Imseng, Supersaxo, Zurbriggen: So heißen die Tourismuspioniere von Saas-Fee. Und Bumann! Zum Beispiel Paul Bumann. Sein Traum: ein starker und nachhaltiger Tourismus. Sein Vermächtnis: drei Hotels und drei Nachkommen, die als Hoteliers Maßstäbe setzen. Vereint als Swiss First Alpine Hotels gehen die Geschwister die Herausforderung Zukunft an.

„Unser Vater wäre stolz auf uns!", Benita Hischier-Bumann, Besitzerin und Gastgeberin vom Schweizerhof. Vor zwei Jahren starb der Tourismuspionier, der mit seiner Frau Ruth eine Baufirma aufgebaut und seinen Kindern drei Hotels hinterlassen hat. Stolz wäre er, weil seine Kinder sich zusammengerauft haben und sich mit ihren drei Betrieben wieder unter ein gemeinsames Dach mit Namen Swiss First Alpine Hotels gestellt haben. Früher war das schon mal der Fall. Aber es ging wohl allen zu leicht von der Hand. Alle Geschwister waren eigenständige und auch eigenwillige Unternehmer. Stärke und Schwäche zugleich. Sich unterordnen lag nicht in den Genen. Doch die Zeit macht weise. Gemeinsam fällt manches leichter. Geteilte Sorge ist halbe Sorge, geteilte Freude ist doppelte Freude.

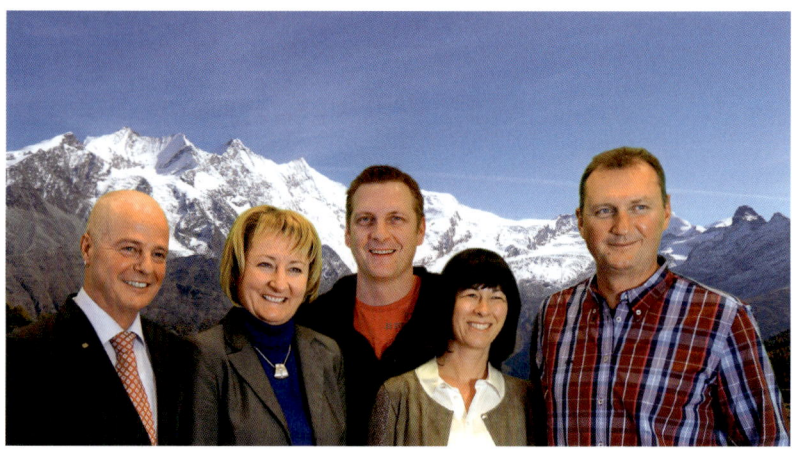

Zusammenkommen, Zusammenarbeiten, Zusammenbleiben

Gemeinsame Produkte entwickeln, Angebote für die Gäste von drei statt nur von einem Hotel anbieten, stärker auf dem Markt auftreten, mit einer Stimme sprechend besser gehört werden, natürlich Kosten sparen: So lauten einige Ziele. Im Vordergrund steht aber, den Gästen ein Mehr an Dienstleistungen und Vorteilen anbieten zu können. „Gewisse Angebote sind für einen einzelnen Betrieb einfach nicht machbar. Zu dritt erreicht man die kritische Größe und erreicht Vorteile gegenüber Mitbewerbern", erklärt Sebastian Bumann, der Jüngste im Bunde der Geschwister und Inhaber des Hotels Europa. „Der amerikanische Industrielle Henry Ford hat mal gesagt: ‚Zusammenkommen ist ein Beginn, zusammenbleiben ist ein Fortschritt, zusammenarbeiten ist ein Erfolg'. Diesen Erfolg möchten wir gerne mit unseren Gästen teilen", bringt es Sebastian Bumann vom Hotel Europa auf den Punkt.

Oder wie es Benita Hischier-Bumann sagt: „Es kommen drei Hotels, drei Visionen und drei Geschwister zusammen und werden sich bewusst, dass die Stärke des Anderen die eigene Schlagkraft erhöht." Von der Sport- bis zur Luxusklasse bietet Swiss First Alpine Hotels alles, was das Herz des Gastes begehrt. Und noch etwas mehr, nämlich die Fähigkeit der Gastgeber, dem Gast ein Zuhause und nicht nur ein Obdach zu bieten.

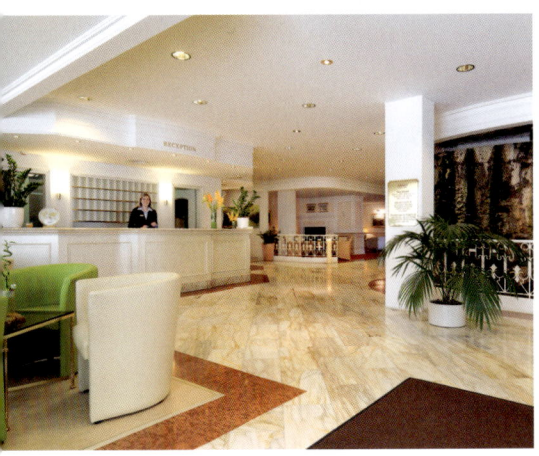
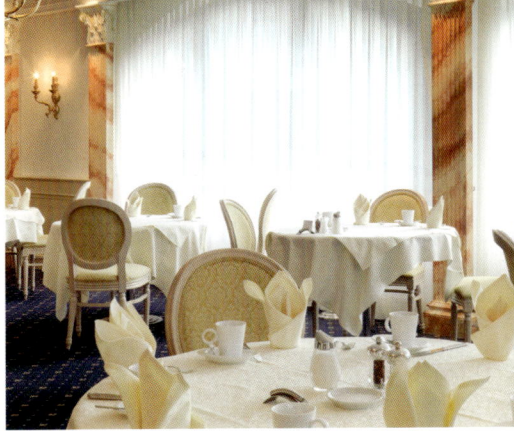

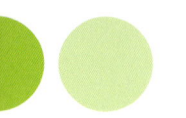

Superior Hotel Schweizerhof**** – Mehr wollen Sie gar nicht

1992 öffnete der Schweizerhof an ruhiger Lage oberhalb des Dorfkerns seine Türen und hat sich zum besten Haus am Platz hochgearbeitet. 2008 wurde der Anbau mit zusätzlichen Suiten eingeweiht. Gleichzeitig entstand ein 1.000 Quadratmeter großer Feng Shui-Wellnessbereich, der mit diversen Saunen, Ruheräumen, Hallenbad, Whirlpools und Behandlungsräumen für Kosmetik, Massage und Ayurveda-Anwendungen keine Wünsche offenlässt. Drei Einzelzimmer, 36 Doppelzimmer, sieben Suiten von 50 bis 100 Quadratmeter und zwei Spa-Suiten stehen zur Wahl. Das Restaurant Hofsaal begeistert mit einem außerordentlichen Frühstücksbuffet, einer hervorragenden Gourmet-Küche und einer beeindruckenden Weinkarte. 35 MitdenkerInnen lesen den Gästen die Wünsche von den Augen ab und die Hotelbesitzer führen das Haus persönlich mit gelebter Gastfreundschaft.

Hotel Saaserhof**** – Hier lebt der Walliser Charme

Seit seiner Eröffnung 1978 steht der Saaserhof für erschwinglichen Viersternekomfort. Die Lage am Ortsrand gewährt freien Blick auf das großartige Alpenpanorama. 39 Zimmer, drei Suiten und sechs Familienappartements heißen die Gäste willkommen. Der 550 Quadratmeter große Wellnessbereich bietet Ruhe und Entspannung in Saunen, Ruheräumen, im Whirlpool und bei Massagen. Der modern ausgestattete Fitnessraum lässt kaum Wünsche offen. Das Restaurant, dessen Architektur stark durch das Holz alter Walliser Speicher geprägt ist, ist rustikal und gemütlich. Die Speisekarte überrascht mit vielfältigen Spezialitäten und die Hausbar mit heimeligem Cheminée wurde schon für so manchen Gast zu einer längeren Sitzungsangelegenheit. Das Besitzerehepaar Nicole und Jonas Bumann und die 20 MitarbeiterInnen werden schnell von Gastgebern zu Freunden.

Hotel Europa *** – Sportlich und cool

Die Anhöhe im Dorf, auf der das Hotel Europa steht, gibt den Blick frei auf die Gletscher und Viertausender rund um Saas-Fee. Das Hotel besteht aus drei miteinander verbundenen Gebäuden mit verschiedenen Zimmerkategorien von einfach-rustikal bis edel. 53 Zimmer stehen insgesamt zur Verfügung. Der zeitgemäße Wellnessbereich rundet das Angebot ab. Das Restaurant Carnotzet bietet Cheminéeatmosphäre und eine rustikale Karte, die vor allem mit speziellen Käsefonduekreationen und fantasiereichen Pfannengerichten punktet. Der energiegeladene Hausherr herrscht über die Hausbar und kennt manche Rarität, von der Sie noch nie gehört haben. Der Name Europa ist Programm, denn das mehrheitlich sportlich orientierte Publikum ist sehr international. Eine Tatsache, für welche die 14 MitarbeiterInnen sprachlich und fachlich bestens gewappnet sind.

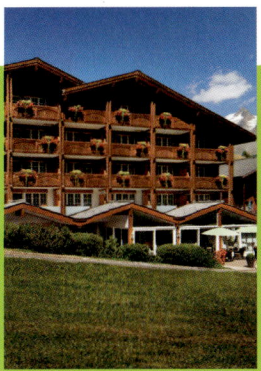
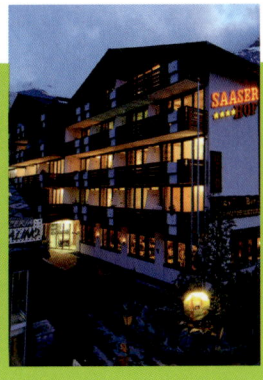
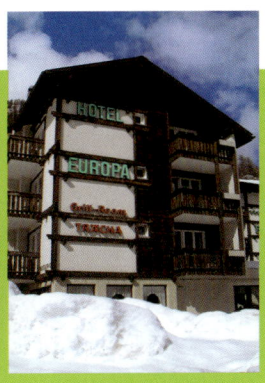

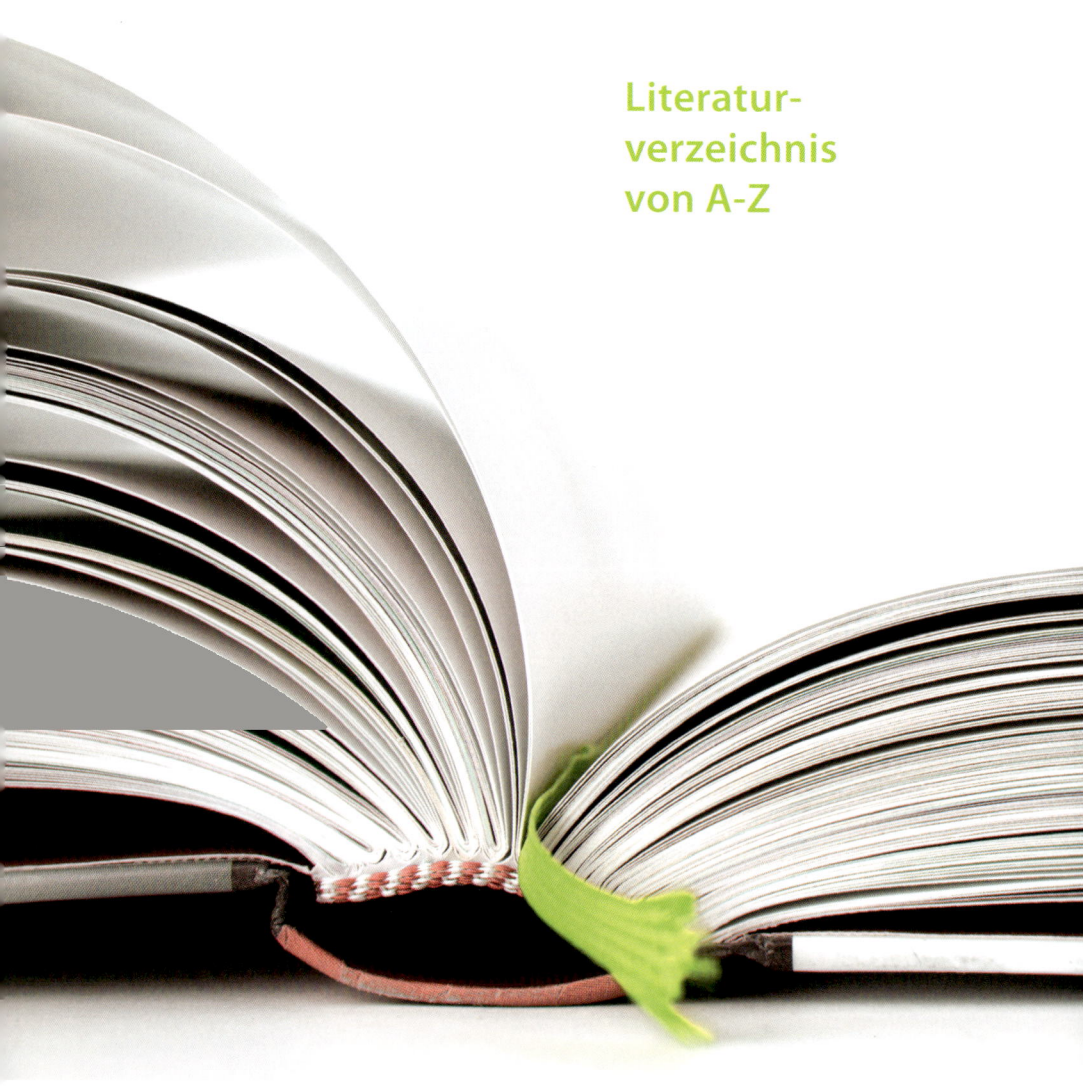

Literatur-
verzeichnis
von A-Z

- Aeberli I., Hochuli M., Gerber P.A., Sze L., Murer S.B., Tappy L., Spinas G.A., Berneis K. (2013) Moderate amounts of fructose consumption impair insulin sensitivity in healthy young men: a randomized controlled trial. Diabetes Care, 36: 150-156.

- Boroni Moreira A. P., Fiche Salles Teixeira T., do C Gouveia Peluzio M., de Cássia Gonçalves Alfenas R. (2012) Gut microbiota and the development of obesity. Nutr. Hosp., 27:1408-1414.

- Collado M. C., Isolauri E., Salminen S., Sanz Y. (2009) The impact of probiotic on gut health. Curr. Drug Metab., 10:68-78.

- Gaullier J. M., Halse J., Høye K., Kristiansen K., Fagertun H., Vik H., Gudmundsen O. (2004) Conjugated linoleic acid supplementation for 1 y reduces body fat mass in healthy overweight humans. Am. J. Clin. Nutr., 79:1118-1125.

- Gaullier J. M., Halse J., Høivik H. O., Høye K., Syvertsen C., Nurminiemi M., Hassfeld C., Einerhand A., O'Shea M., Gudmundsen O. (2007) Six months supplementation with conjugated linoleic acid induces regional-specific fat mass decreases in overweight and obese. Br. J. Nutr., 97:550- 560.

- Graham T. E., Battram D. S., Dela F., El-Sohemy A., Thong F. S. (2008) Does caffeine alter muscle carbohydrate and fat metabolism during exercise? Appl. Physiol. Nutr. Metab., 33:1311-1318.

- Kadooka Y., Sato M., Imaizumi K., Ogawa A., Ikuyama K., Akai Y., Okano M., Kagoshima M., Tsuchida T. (2010) Regulation of abdominal adiposity by probiotics (Lactobacillus gasseri SBT2055) in adults with obese tendencies in a randomized controlled trial. Eur. J. Clin. Nutr., 64:636-643.

- Kadooka Y., Sato M., Ogawa A., Miyoshi M., Uenishi H., Ogawa H., Ikuyama K., Kagoshima M., Tsuchida T. (2013) Effect of Lactobacillus gasseri SBT2055 in fermented milk on abdominal adiposity in adults in a randomised controlled trial. Br. J. Nutr., 110:1696-1703.

- Kidd P. M. (2007) Omega-3 DHA and EPA for cognition, behavior, and mood: clinical findings and structural-functional synergies with cell membrane phospholipids. Altern. Med. Rev., 12:207-227.

- Labayen I., Diez N., Parra M. D., Gónzalez A., Martínez J. A. (2004) Time-course changes in macronutrient metabolism induced by a nutritionally balanced low-calorie diet in obese women. Int. J. Food Sci. Nutr., 55:27-35.

- Layman D. K., Boileau R. A., Erickson D. J., Painter J. E., Shiue H., Sather C., Christou D. D. (2003) A reduced ratio of dietary carbohydrate to protein improves body composition and blood lipid profiles during weight loss in adult women. J. Nutr., 133:411-417.

- Lejeune M.P., Kovacs E.M., Westerterp-Plantenga M.S. (2003) Effect of capsaicin on substrate oxidation and weight maintenance after modest body-weight loss in human subjects. Br. J. Nutr., 90:651-659.

- Lyra A., Lahtinen S., Tiihonen K. Ouwehand A. C. (2010) Intestinal microbiota and overweight. Benef. Microbes., 1:407-421.

- Morrison C. D., Reed S. D., Henagan T. M. (2012) Homeostatic regulation of protein intake: in search of a mechanism. Am. J. Physiol. Regul. Integr. Comp. Physiol., 302:R917-928.

- Muckelbauer R., Sarganas G., Grüneis A., Müller-Nordhorn J. (2013) Association between water consumption and body weight outcomes: a systematic review. Am. J. Clin. Nutr., 98:282-99.

- Müller K., Schulze S., Hottenrott K. (2013) Physiologische und subjektive Beanspruchung beim Gehen und Laufen mit Kurzhanteln. Eine randomisierte Versuchs-Kontrollstudie im Cross-over-Design. In Mess F., Gruber M. & Woll A. (Hrsg.) Sportwissenschaft Grenzenlos?!. (Abstracts 21. Hochschultag der Deutschen Vereinigung für Sportwissenschaft vom 25.– 27. September 2013, Band 230, S. 342). Hamburg: Edition Czwalina Feldhaus Verlag.

- Nehlig A., Daval J. L., Debry G. (1992) Caffeine and the central nervous system: mechanisms of action, biochemical, metabolic and psychostimulant effects. Brain Res. Brain Res. Rev., 17:139-170.

- Petschow B., Doré J., Hibberd P., Dinan T., Reid G., Blaser M., Cani P. D., Degnan F. H., Foster J., Gibson G., Hutton J., Klaenhammer T. R., Ley R., Nieuwdorp M., Pot B., Relman D., Serazin A., Sanders M. E. (2013) Probiotics, prebiotics, and the host microbiome: the science of translation. Ann. N. Y. Acad. Sci., 1306:1-17.

- Potier M., Darcel N., Tomé D. (2009) Protein, amino acids and the control of food intake. Curr. Opin. Clin. Nutr. Metab. Care, 12:54-58.

- Ramprasath V. R., Eyal I., Zchut S., Jones P. J. (2013) Enhanced increase of omega-3 index in healthy individuals with response to 4-week n-3 fatty acid supplementation from krill oil versus fish oil. Lipids Health Dis., 12:178.

- Risérus U., Berglund L., Vessby B. (2001) Conjugated linoleic acid (CLA) reduced abdominal adipose tissue in obese middle-aged men with signs of the metabolic syndrome: a randomised controlled trial. Int. J. Obes. Relat. Metab. Disord., 25:1129-1135.

- Rylander R., Tallheden T., Vormann J. (2009) Acid-base conditions regulate calcium and magnesium homeostasis. Magnes. Res., 22:262-265.

- Schuchardt J. P., Schneider I., Meyer H., Neubronner J., von Schacky C., Hahn A. (2011) Incorporation of EPA and DHA into plasma phospholipids in response to different omega-3 fatty acid formulations--a comparative bioavailability study of fish oil vs. krill oil. Lipids Health Dis., 10:145.

- Suzuki K., Simpson K. A., Minnion J. S., Shillito J. C., Bloom S. R. (2010) The role of gut hormones and the hypothalamus in appetite regulation. Endocr. J., 57:359-372.

- Tur J. A., Bibiloni M. M., Sureda A., Pons A. (2012) Dietary sources of omega 3 fatty acids: public health risks and benefits. Br. J. Nutr., 107:S23-S52.

- von Stengel S., Brandt A., Dippert T., Kemmler W. (2009) Einfluss eines 10-wöchigen Walking-Programms mit dem Xco-Trainer auf die Ausdauerleistungsfähigkeit und weitere Parameter der körperlichen Leistungsfähigkeit bei untrainierten Frauen zwischen 40 und 60 Jahren. Deutsche Zeitschrift für Sportmedizin., 60:174.

- Watras A.C., Buchholz A. C., Close R. N., Zhang Z., Schoeller D. A. (2007) The role of conjugated linoleic acid in reducing body fat and preventing holiday weight gain. Int. J. Obes (Lond) 31:481-487.

- Westerterp-Plantenga M., Diepvens K., Joosen A.M., Bérubé-Parent S., Tremblay A. (2006) Metabolic effects of spices, teas, and caffeine. Physiol. Behav., 89:85-91.

- Wurtman R. J., Wurtman J. J. (1995) Brain serotonin, carbohydrate-craving, obesity and depression. Obes. Res., 4:477S-480S.

- Yoshioka M., Lim K., Kikuzato S., Kiyonaga A., Tanaka H., Shindo M., Suzuki M. (1995) Effects of red-pepper diet on the energy metabolism in men. J. Nutr. Sci. Vitaminol. (Tokyo), 41:647-656.

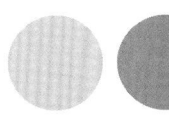